Kösel

Jack Waldas

STREET YOGA

Verführung für Alltags-Yogis

Fotografien von Eugen Gebhardt und Verena Arbes

Inhalt

Vorwort

1 Mudras

2 Berg
Tadasana

3 Flow
Adho Mukha Svanasana
Plankasana
Chaturanga Dandhasana
Urdhva Mukha Svanasana

4 Und mehr Flow
»Cowboyasana«
Adho Mukha Svanasana

5 Stehende Vorwärtsbeuge
Uttanasana

6 Kobra
Bhujangasana

7 Krieger 1
Virabhadrasana 1

8 Krieger 2
Virabhadrasana 2

9 Krieger 3
Virabhadrasana 3

10 Dreieck
Trikonasana

11 Baum
Vrksasana

12 Gegrätschte stehende Vorbeuge
Prasarita Padottanasana

13 Halbmond
Ardha Chandrasana

14 Ausgestreckte Hand zum Großzeh
Utthita Hasta Padangusthasana

15 Skorpion
Vrschikasana

16 Löwe
Simhasana

17 Adler
Garudasana

18 Handstand
Adho Mukha Vrksasana

19 Tänzer
Natarajasana

20 Affengottpose
Hanumanasana

21 Kamel
Ustrasana

22 **Große Brücke**
Urdhva Dhanurasana

23 **Drehsitz**
Ardha Matsyendrasana

24 **Kopfstand**
Salamba Sirsasana

25 **Geschlossener Winkelsitz**
Baddha Konasana

26 **Schulterstand**
Salamba Sarvangasana

27 **Fisch**
Matsyasana

28 **Lotus**
Padmasana

29 **Totenstellung**
Savasana

Autor

Fotograf

Dank

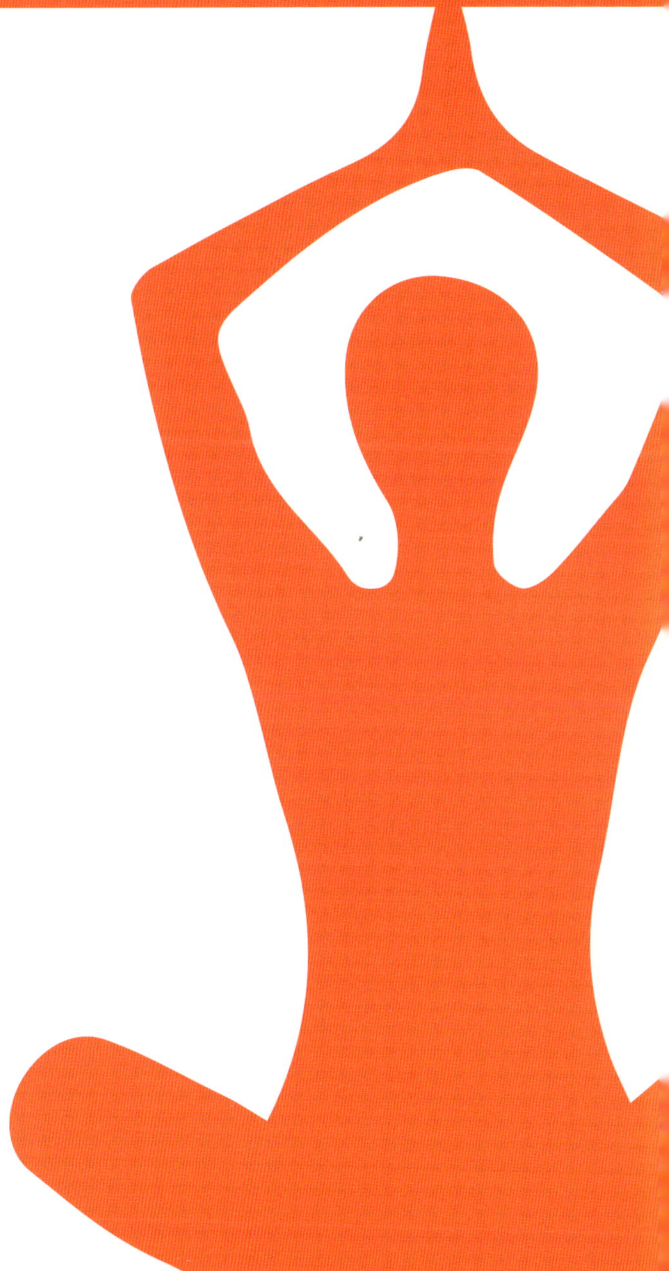

Vorwort

Die perfekte Yogastunde: Der Körper schwitzt, streckt sich, ist elastisch wie noch nie, die Muskulatur pulsiert mit neu gefundener Kraft. Jede Faser ist hellwach, der Atem fließt frei und unser Geist ruht in sich – »wir baden im Nektar der Glückseligkeit«. Anschließend rollen wir unsere Yogamatte zusammen, schweben aus dem Studio und ... die Realität schlägt zu: Das bevorstehende Meeting schreibt uns Falten auf die Stirn, die Computerarbeit verursacht Nackenschmerzen und wir verlieren die Geduld in der Warteschlange. Was ist passiert?

Der Alltag hat uns eingeholt und die Entspannung ist auf der Yogamatte geblieben. Yoga ist die moderne Antwort auf unsere »überstresste« Gesellschaft, es gilt fast als Allheilmittel. Hast du Stress, bist unausgeglichen oder ausgelaugt, geh zum Yoga. Ganz so einfach ist es jedoch nicht. Erst wenn es uns gelingt die rein körperliche Ebene zu verlassen und selbstverständliche Gelassenheit zu unserer inneren Haltung zu machen, können wir Yoga leben und mit Herz und Verstand agieren.

Die Idee für dieses Projekt entstand aus dem Wunsch zu veranschaulichen, wie Yoga Teil unseres modernen Lebens sein kann: Street Yoga. Die Symbolik der Körperhaltungen, der sog. Asanas, integriert in Alltagssituationen, empfand ich als den überzeugendsten Weg, um zu illustrieren, wie die yogische Philosophie Eingang in unsere gegenwärtige Gesellschaft finden kann.

Die Inhalte der Texte basieren zum Teil auf dem regen Austausch mit meinen Yogaschülern, dem Tanzen und Ringen mit den Mysterien der Erfüllung, des wahren Glücks und des »nach unten schauenden Hundes«. Vieles ist meine persönliche Erfahrung, das Gesamte verdanke ich jedoch den vielen großzügigen Lehrern, die ich hatte.
Yoga ist eine so unmittelbare Erfahrung, dass sie direkt von Lehrer zu Schüler vermittelt werden muss. Dieses Buch soll daher auch nicht als »How-to«-Ratgeber dienen, sondern Neulinge dazu animieren, in die unbeschreibliche Schönheit des Yoga einzutauchen, und erfahrene »Yogis« anregen, aufzutauchen und frischen Wind zu atmen.

Die Philosophie des Yoga ist Jahrtausende alt und dennoch in der westlichen Welt noch immer relativ neu. Nachdem wir Abendländer Yoga für uns entdeckt haben, wird es mehr und mehr Teil unserer Gesellschaft. Studios schießen wie Pilze aus dem Boden und die Yogamatte über der Schulter ist praktisch ein »Must-have«. Die Stile sind zahllos und vermehren sich ständig. Die meisten dieser Yogarichtungen werden nicht in Indien, sondern in Amerika, Europa und Australien entwickelt.

Die yogische Tradition webt sich immer mehr ins Gefüge unserer Gesellschaft. Unsere Kultur wiederum beeinflusst die Entwicklung von Yoga in der westlichen Welt. Durch die Infragestellung unserer Traditionen und Wertesysteme haben wir ein spirituelles Vakuum geschaffen, in dem der Rückhalt fehlt, den die Menschen früher im Glauben gefunden haben. »Street Yoga« soll dazu inspirieren, um wieder Wahrheit für uns zu finden und unserer Seele Nahrung zu geben.

Mit großer Dankbarkeit ist dieses Buch all meinen Lehrern gewidmet:

Den nachsichtigsten und den strengsten, den Eltern meiner Kindheit und dem Kind meiner Elternschaft, meiner größten Liebe und meinem ärgsten Feind – »Gurus« aller Art.

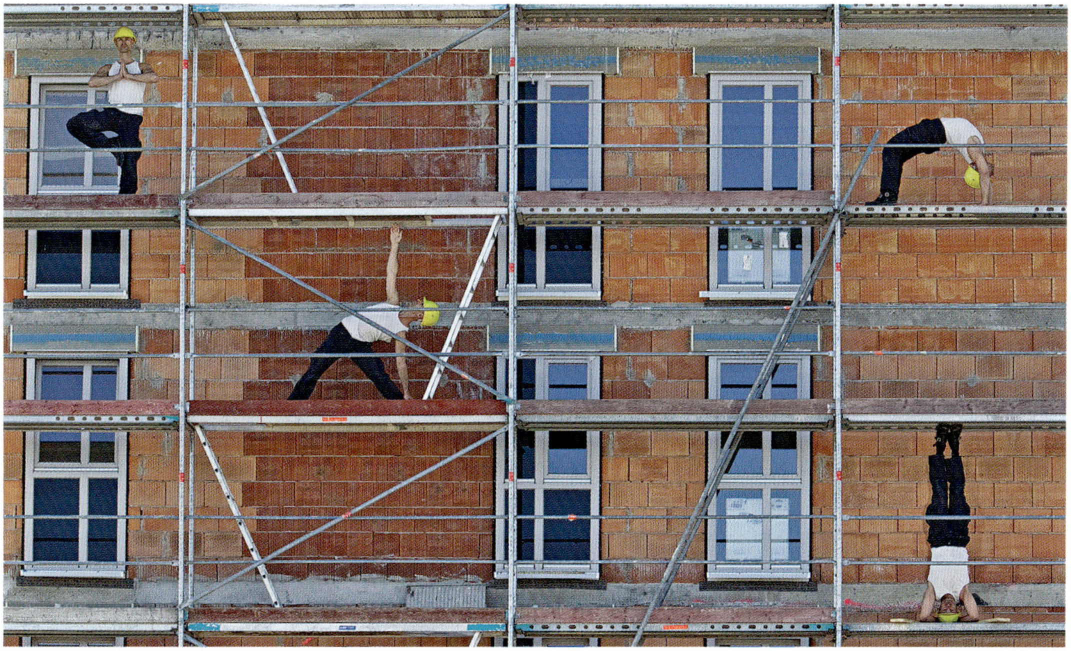

Mudras

Alles dreht sich um den Fluss von Energie: was trendy ist, was sexy ist, die Schönheit eines einsamen Berggipfels, das Aufregende eines Rockkonzertes, der Ort, an dem auf einer Party alle sein wollen – die enge Küche, während die anderen Räume leer bleiben ... Solche Energieströme sind kein Zufall: Die Hand- und Körpergesten, die im Yoga dazu dienen, solche Energiekreisläufe zu schaffen, nennt man Mudras. Sie werden genutzt, um den Fluss des Prana, der Lebensenergie, im Körper zu leiten. Unserer Natur nach sind wir Leiter für gröbere und subtilere Energien: Statische Elektrizität lässt unsere Haare zu Berge stehen, beim Anblick einer »Sexbombe« strömt das Blut in unsere Lenden, Vollmond macht uns schlaflos und allein unsere Vorstellungskraft bringt uns ein Erlebnis näher. In ähnlicher Weise leiten die Mudras den Treibstoff unserer Yogapraxis.

Wir alle können spüren, welchen Unterschied es macht, ob wir die Arme vor der Brust verschränken oder sie zum Himmel strecken, ob wir uns zusammenkauern und den Kopf in die Hände legen oder uns lang ausstrecken und gähnen, bevor wir den Tag beginnen. Jede Kultur hat ihren ganz eigenen Kanon von Gesten. Während sie inzwischen oft abstrakte Bedeutung angenommen haben, wurzeln sie ursprünglich in der direkten Wirkung, die sie auf unser Befinden haben, und in der Aussage, die sie transportieren.

Eines der unmittelbaren Beispiele in unserer gegenwärtigen Gesellschaft ist die gestische Sprache der Hip-Hop-Kultur. Sie verleiht dem Wunsch Ausdruck, sich von den Zwängen verarmten urbanen Lebens zu befreien. Jeder Mensch und jede Kultur hegt auf eigene Weise den Wunsch, frei von Leid und erfüllt von Liebe zu sein. Durch Mudras brechen wir aus unserem inneren Getto aus und öffnen das Tor zum Garten der Freiheit. Wir öffnen die Schleusen für unser eigenes Potenzial und treffen die bewusste Wahl: »So spiele ich das Spiel des Lebens, und das Spiel beginnt jetzt.«

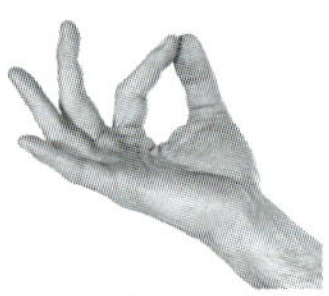

Jnana Mudra, Yoga

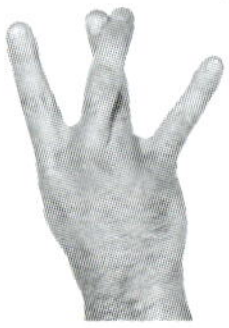

West Coast, Hip-Hop

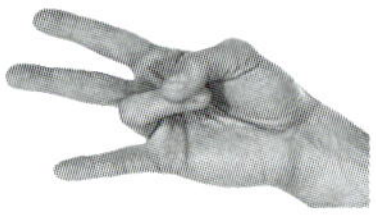

Prithivi Mudra, Yoga

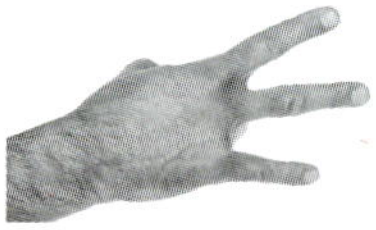

East Coast, Hip-Hop

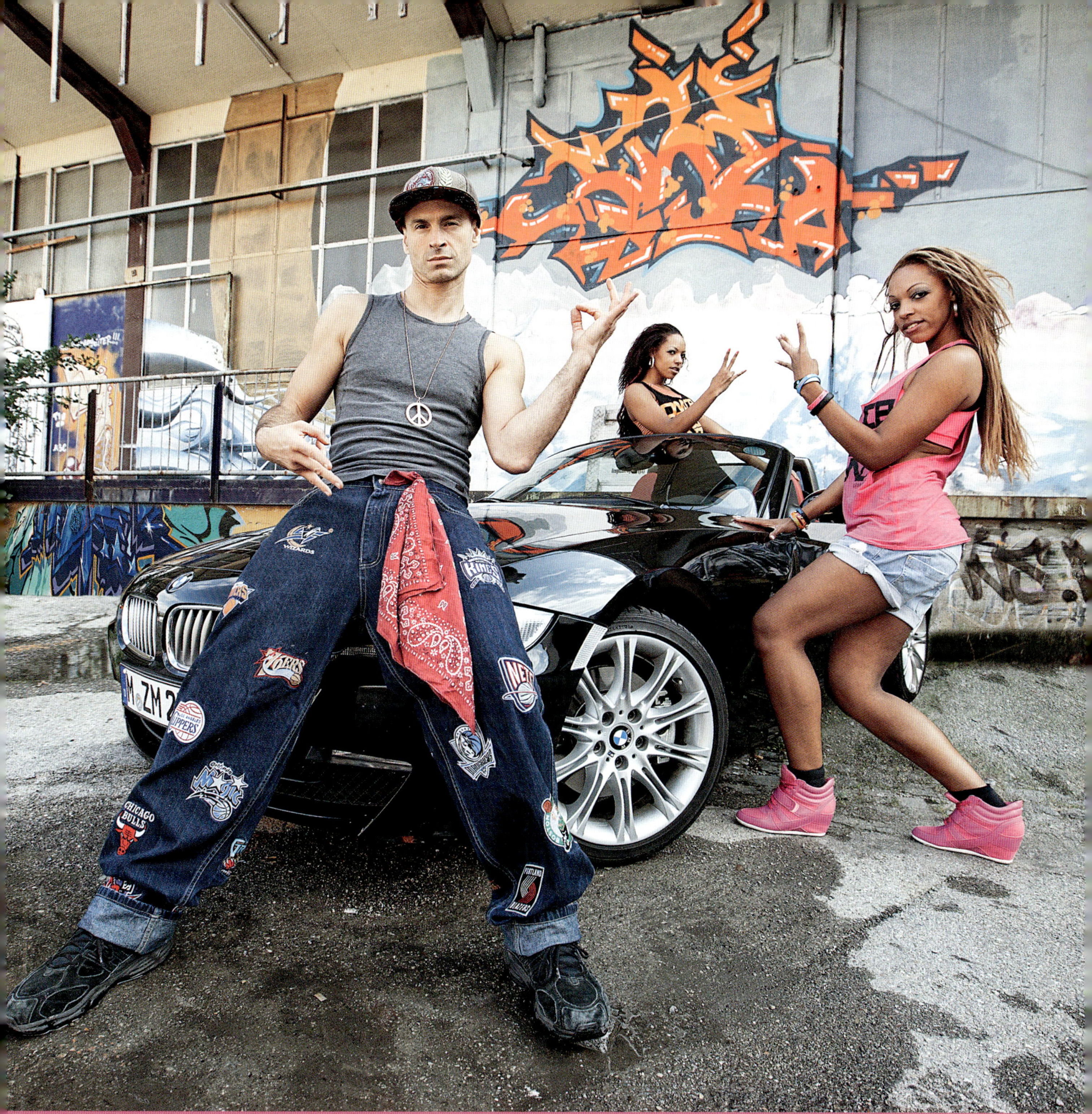
CHICAGO BULLS

Berg
Tadasana

Wie der Name sagt, entwickeln wir in der Bergpose einen Sinn für felsenfeste Stabilität. Sie verleiht uns das Gefühl, in unserem Körper aufgehoben zu sein, ins Hier und Jetzt zu gehören. Alle Erfahrungen, die wir in der Welt machen, machen wir in und mit unserem Körper. Wenn die erdende physische Erfahrung auch unser inneres Befinden festigt, werden wir ein Gefühl von Vollkommenheit empfinden. So können wir zu jeder Zeit und an jedem Ort zuhause sein.

Tadasana ist die Basispose und gibt die energetische Richtung für alle anderen Haltungen vor. Damit bildet es die Grundlage für die Ausrichtung der anderen Asanas. Neben diesen physischen Eigenschaften nimmt es außerdem Einfluss auf die subtilen Aspekte unserer Persönlichkeit. Es schafft eine Verbindung zwischen der körperlichen und der spirituellen Ebene.

Die Bergpose verleiht uns Stabilität, indem sie ganz unterschiedliche Qualitäten miteinander verbindet. Sie pulsiert zwischen diesen Gegensätzen und führt sie schließlich zu einem Ganzen zusammen: Expansion und Konzentration, Aktivität und Rezeption, Elastizität und Standfestigkeit werden ins Gleichgewicht gebracht und fördern einander.

Zwischen den Polen dieser gegensätzlichen Kräfte liegt unser eigenes Zentrum. Der Tanz scheinbarer Widersprüche entwickelt sich zu einem immer feineren Gespür für das Herz unseres Wesens. Wir finden Zugang zum unermesslichen Ozean unseres Bewusstseins. So in uns ruhend, gelingt es uns auch im Wirbel der modernen Welt, ruhig und gelassen zu bleiben und unsere Seele auf ihrer Entdeckungsreise auf Kurs zu halten.

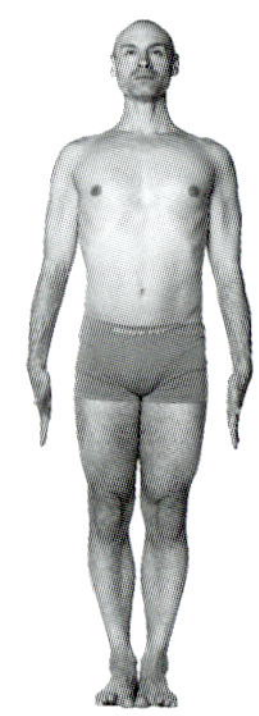

Schlüsselbeine auseinanderziehen

Becken und Brustkorb, Füße und Kopf voneinander wegdehnen

Schienbeine zusammenziehen

Oberschenkelrückseiten weiten

Füße fest im Boden verankern

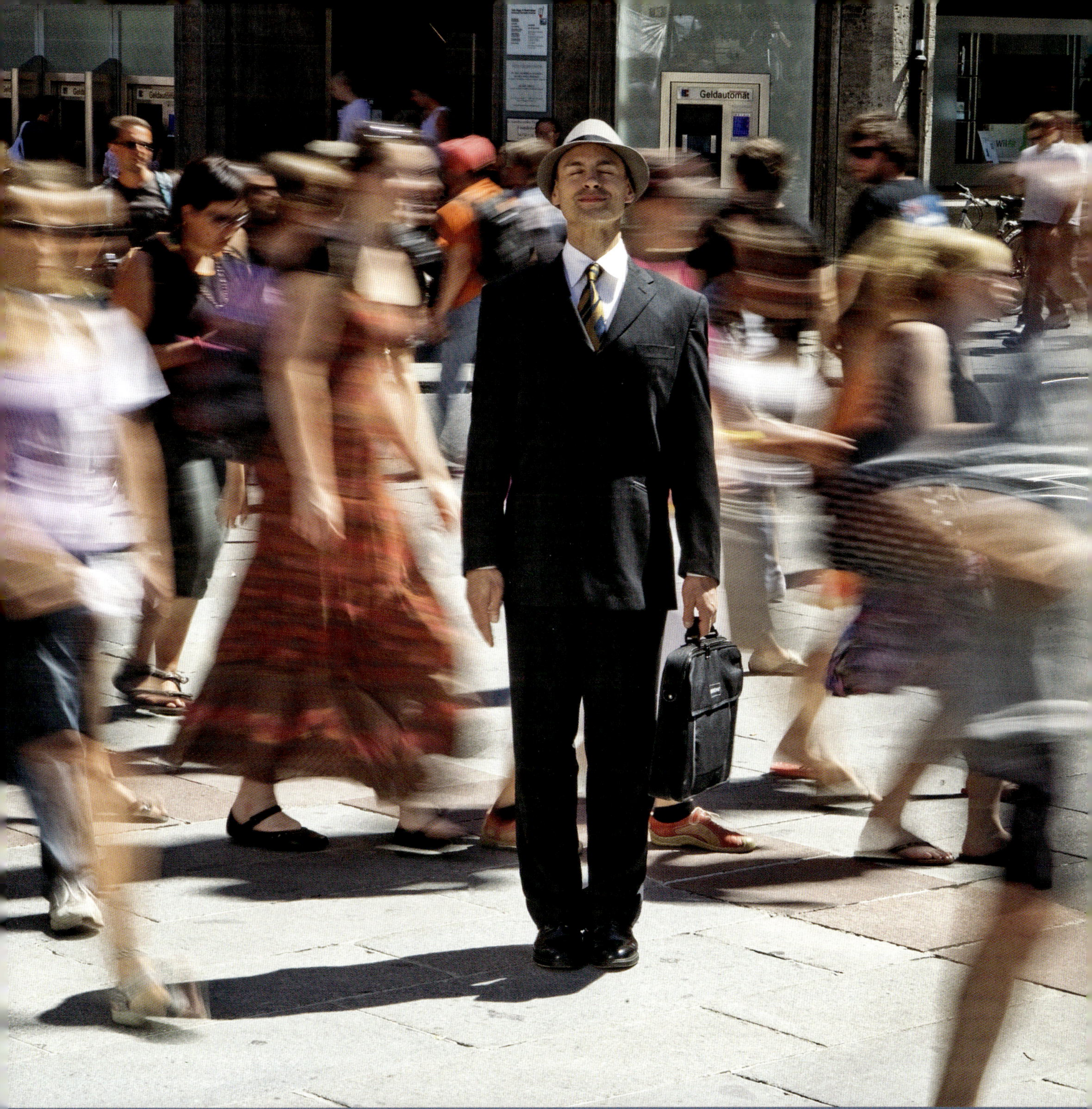
Geldautomat

Flow

Adho Mukha Svanasana

Nach unten schauender Hund

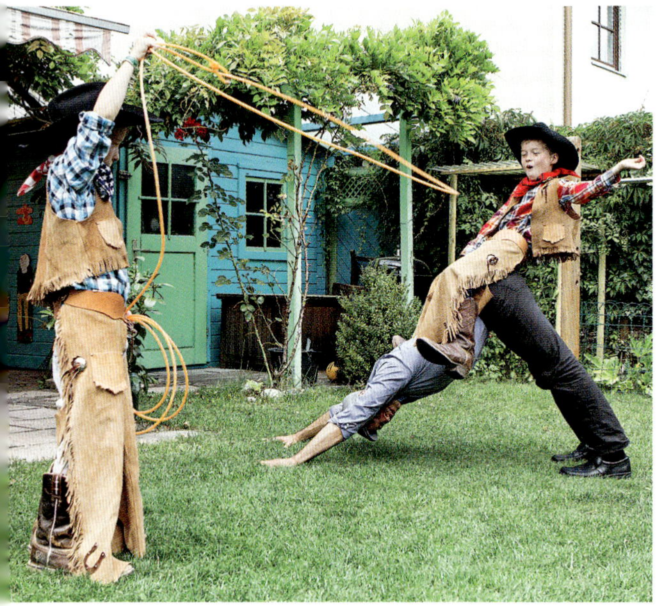

Plankasana

Brett

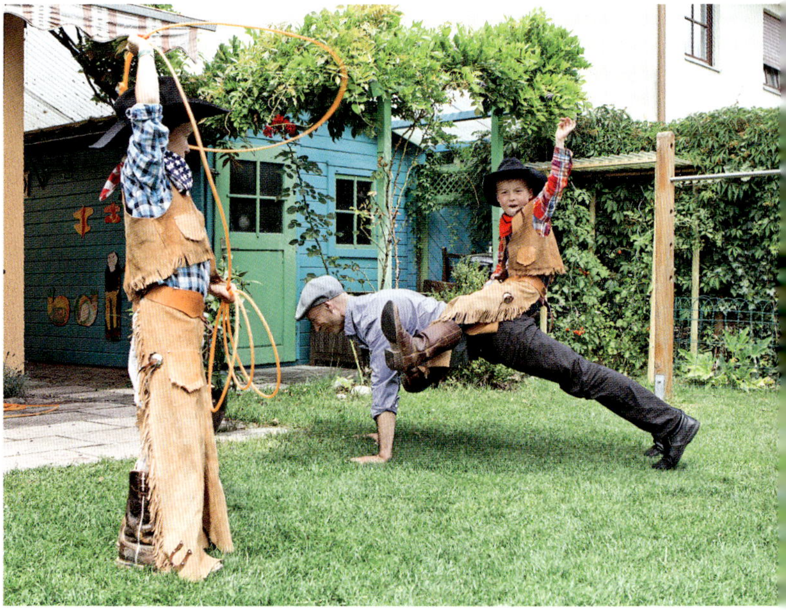

Der Begriff Vinyasa hat verschiedene Bedeutungen: Unter anderem bezeichnet er die Bewegungswellen, die eine Serie von Asanas verbinden. Oft wird Vinyasa definiert als: sich in besonderer Art und Weise platzieren. Vinyasa bezieht sich des Weiteren auf die Praxis, die den Fluss von Atem und Bewegung zusammenführt. Dies schafft Harmonie zwischen dem, was wir tun, und wie wir unser Tun erleben. Unser Bewusstsein richtet sich auf den gegenwärtigen Moment und gibt uns ein Gefühl von Perfektion oder »Flow«.

Wenn wir uns etwas als perfekt vorstellen, schwebt uns in der Regel etwas von ganz bestimmter Beschaffenheit vor, ein idealer Zustand. Vinyasa zeigt uns eine verwandelte Form von Perfektion. Durch seine Wellenbewegung offenbart es uns die Wiederholung natürlicher Muster.

Chaturanga Dandhasana

Viergliedriger Stock

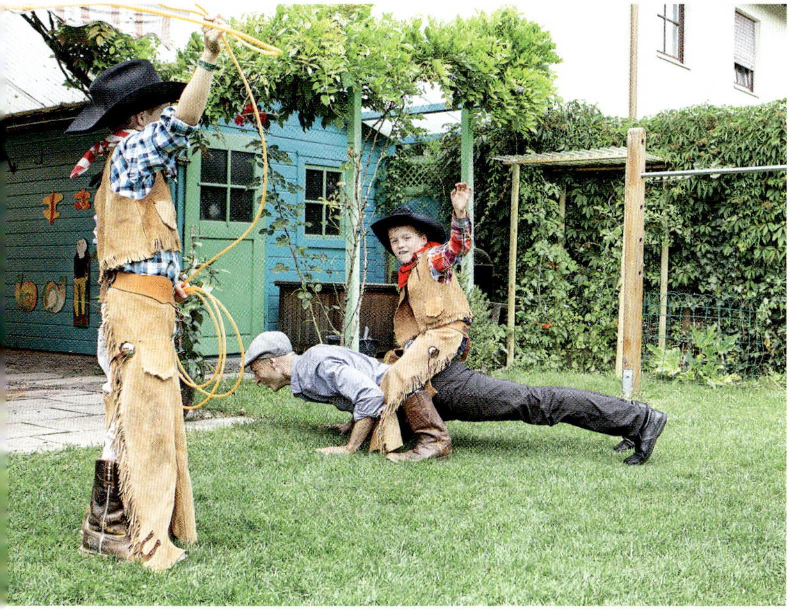

Indem wir lernen, dass auf aufwärts abwärts folgt, dass nach der Kälte die Wärme zurückkehrt, dass Schlaf die Voraussetzung dafür ist, wach sein zu können ... entwickeln wir Vertrauen in den Kreislauf des Lebens. Indem wir erkennen, dass das Spiel des Lebens mehr zu bieten hat, als unsere Vorstellung davon, wie die Welt sein sollte, erlangen wir einen Zustand der Hingabe. Perfektion offenbart sich also nicht in dem, was passiert, sondern darin, wie wir den Moment annehmen.

Urdhva Mukha Svanasana

Nach oben schauender Hund

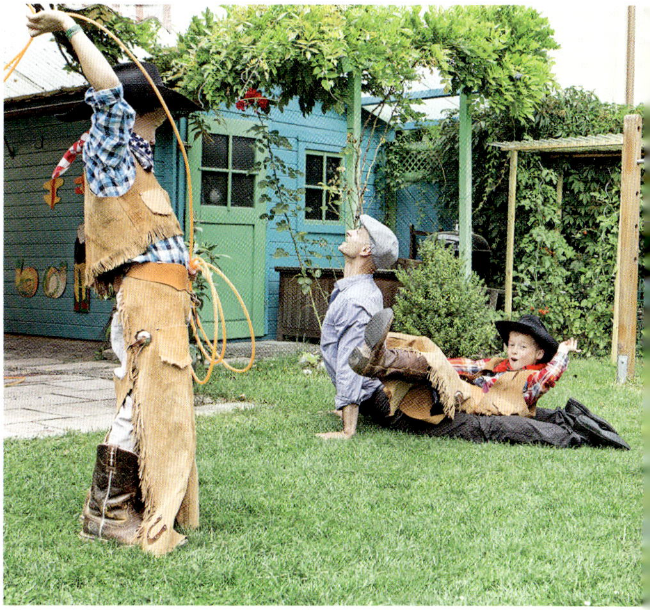

Es ist ein Paradox, dass wir, um diesen Flow zu finden, uns wünschen müssen, wunschlos zu sein. Denn um uns der Welle des Augenblicks hingeben zu können, müssen wir unseren Begierden entsagen, ohne jedoch am Moment festzuhalten.

Flow

»Cowboyasana«

Zwischenmoment

Adho Mukha Svanasana

Nach unten schauender Hund

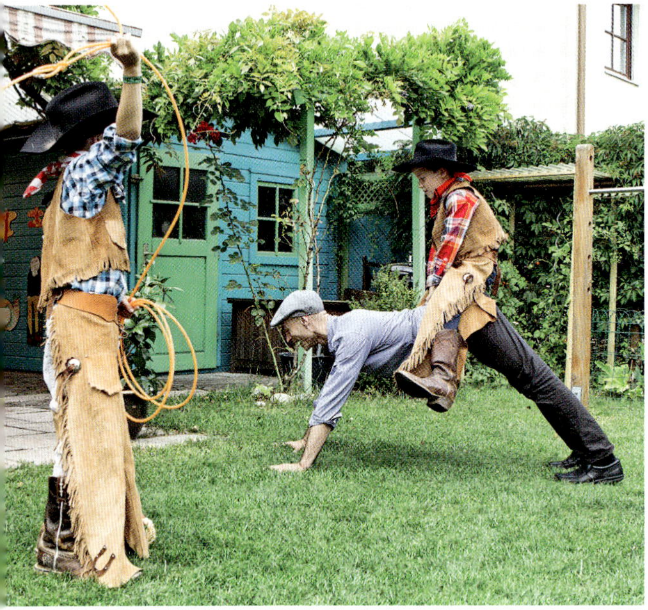

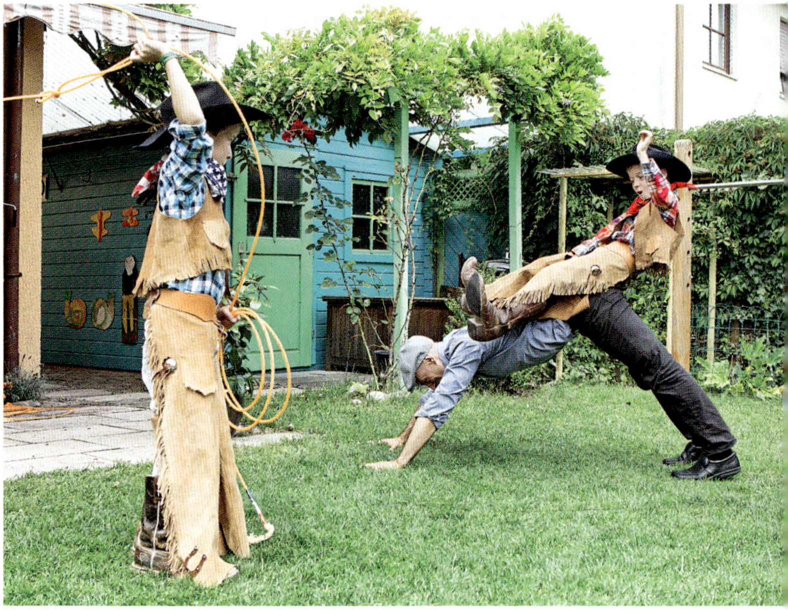

Die Verbindung dieser scheinbar gegensätzlichen Qualitäten erlaubt es uns, den Flow zu erleben. Wir planen die Dinge nach unseren Wünschen und improvisieren bei der Ausführung des Plans. Wir richten uns bewusst in einer Asana aus und lassen uns von unserer Intuition leiten. Diese Bewegung zwischen Gegensätzen ist Vinyasa schlechthin.

Letztendlich ist es sehr einfach: Vinyasa heißt, die Welle des Lebens surfen; es ist ein Cowboy auf einem fliegenden Ritt.

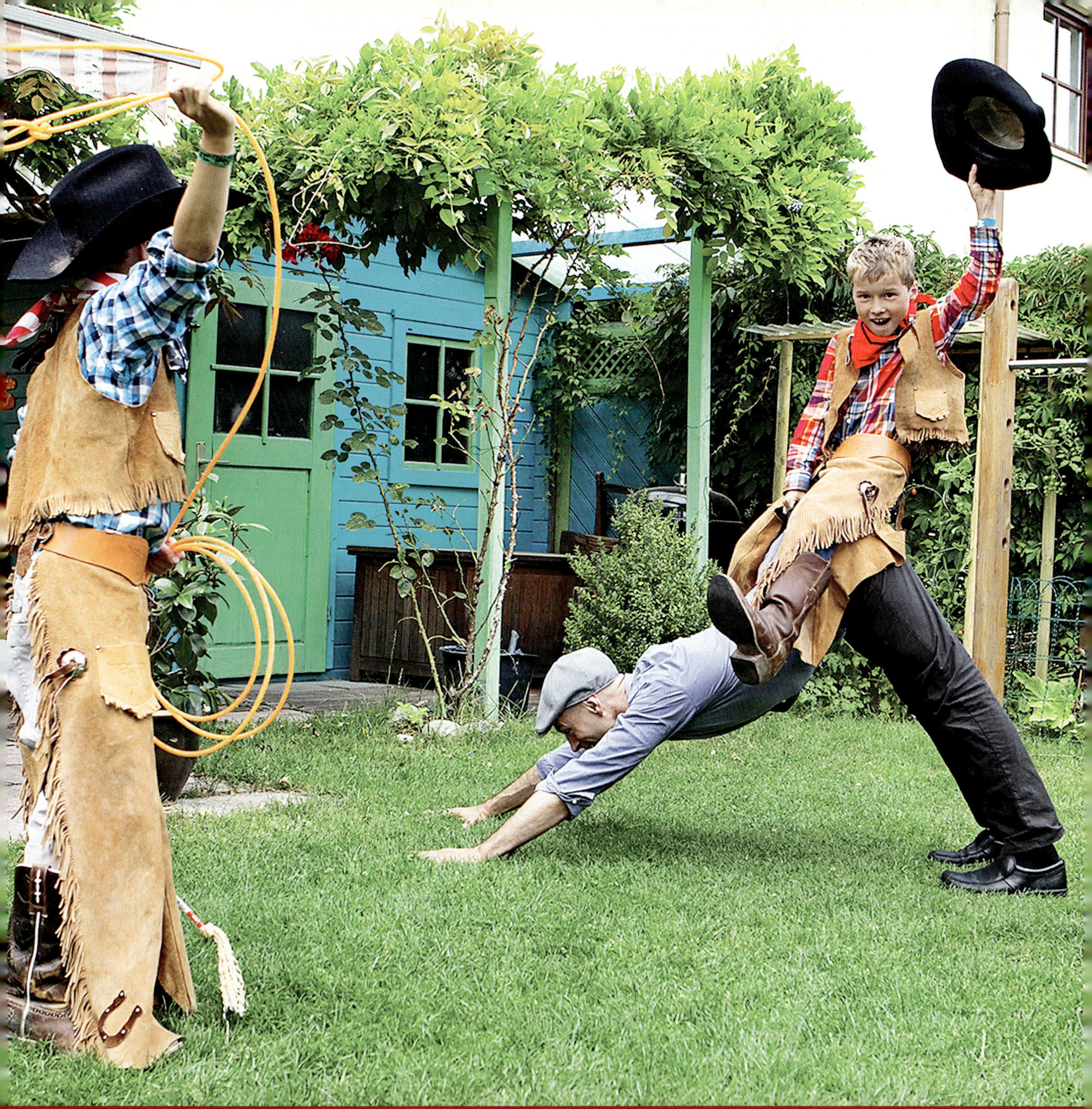

Stehende Vorwärtsbeuge

Uttanasana

So wie bei einfacher körperlicher Arbeit der Geist zur Ruhe kommen kann, beruhigt eine Vorwärtsbeuge das Nervensystem und hilft uns, vollkommen präsent zu sein. Die Hände in Gartenbeete zu graben ist eine erdende Tätigkeit, und ebenso erdet Uttanasana unser Bewusstsein und lenkt es auf das, was direkt vor uns liegt. Es macht uns empfänglich für die Feinheiten unseres inneren Befindens.

Der am leichtesten zugängliche Teil unseres Innenlebens sind unsere Gedanken. Die Tätigkeit unseres Geistes formt beständig unsere Wahrnehmung des Lebens. In gewissem Sinne sind wir unsere eigenen Komponisten und schaffen die Musik für unseren »Lebensfilm«. Für gewöhnlich sind unsere Gedanken etwas, das uns passiert. Wie im Kino, wo Bilder und Klänge uns überfluten und wir sie wahrnehmen müssen, solange unsere Augen und Ohren offen sind. In genau dieser Situation befinden wir uns sehr oft – wir sind Gefangene des ewigen Filmfestivals in unserem Gehirn.

In Wahrheit können wir unsere innere Stimme jedoch lenken, wir können den Soundtrack unseres persönlichen Films wählen. Stellen wir uns Folgendes vor: Wenn unsere Gedanken nicht nur »Töne« in uns hervorriefen, sondern auch einen Geruch verströmten, so wären wir uns unserer »Kopfmusik« sicher sehr viel mehr bewusst. Was wir zum Beispiel gerade über die Person neben uns im Aufzug gedacht haben, würde eine völlig neue Bedeutung bekommen.

Es kann alle möglichen Leiden in unserem Leben auslösen und unseren Geist verderben, wenn wir ihn üblen, stinkenden Seifenopern frönen lassen. Denn es sind unsere Gedanken, die die Atmosphäre unserer äußeren und inneren Welt schaffen und uns (und den Menschen um uns herum) entweder ein Erlebnis wohlriechender, duftender Schönheit oder abscheulichen Gestankes vermitteln. Geistige Flatulenz ist eine ernsthafte Beleidigung.

Yoga ermutigt uns, ein gewissenhafter Gärtner zu sein, der sich um unser inneres Wachstum kümmert und das Unkraut unserer geistigen Dramen jätet. So kann unser wahrhaftiges Selbst in Schönheit blühen.

Hüftgelenk über Sprunggelenk

Oberschenkel und Sitzknochen auseinanderziehen, Schienbeine zueinander

Schulterblätter auf den Rücken ziehen

Füße und Hände fest im Boden

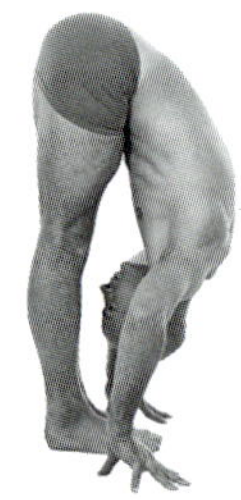

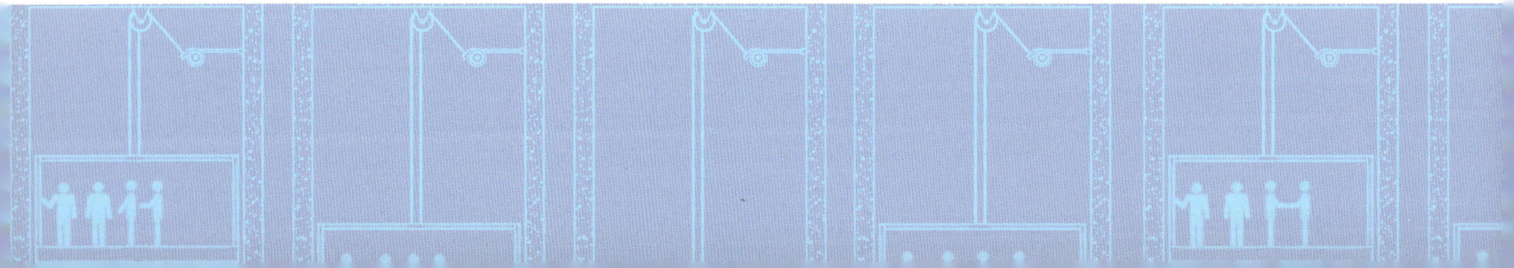

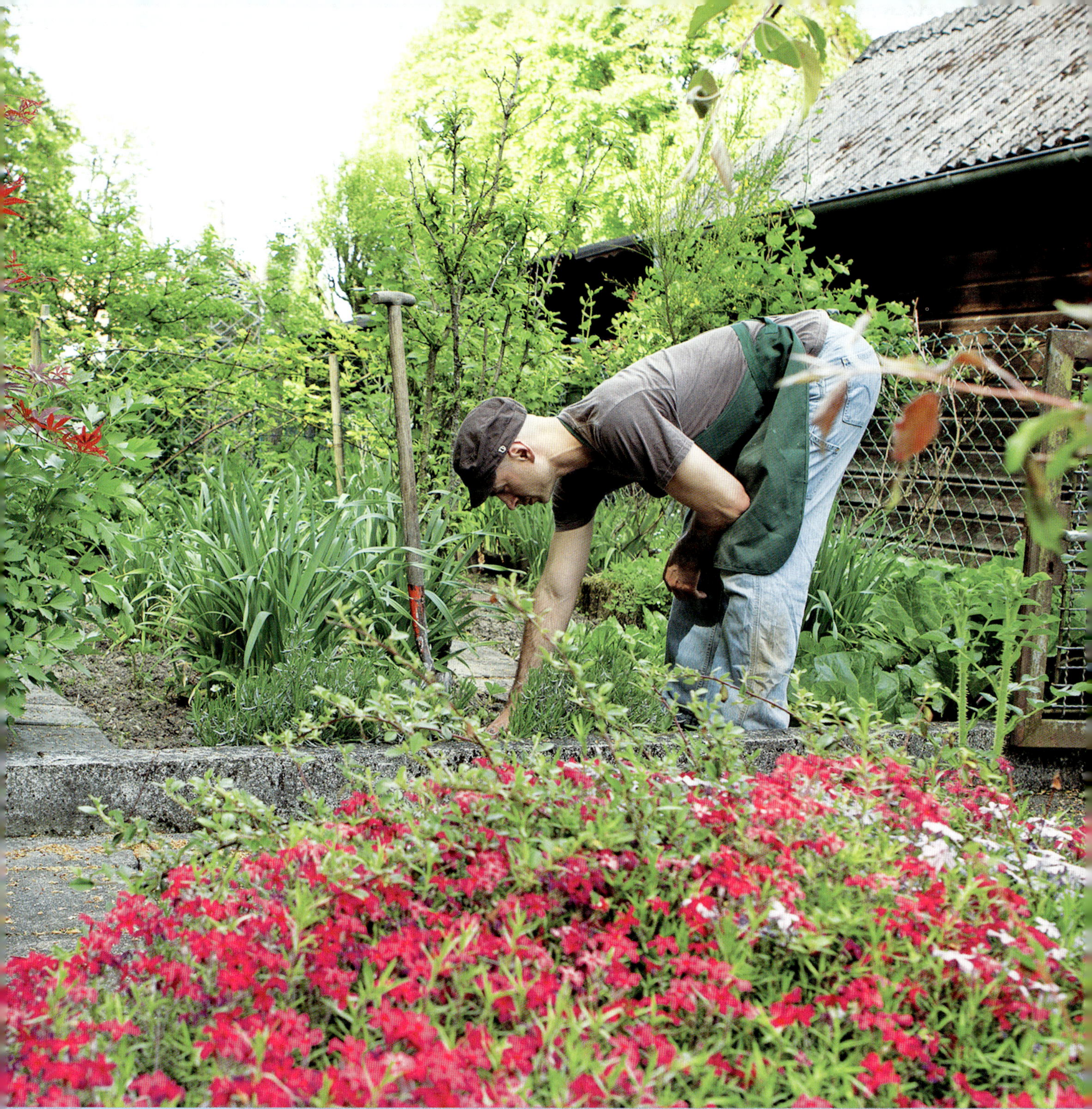

Kobra

Bhujangasana

So wie ein Fotograf seine Kamera in Position bringt, die Linse scharfstellt und die optimale Belichtungszeit wählt, um sein Motiv abzubilden, so müssen wir ebenfalls unsere »Ausrüstung« korrekt verwenden, um das befreiende Gefühl der »Kobra« zu erfahren.

Die Fähigkeit, die Dinge in die Hand zu nehmen und unser Glück zu beeinflussen, ist eine wunderbare Freiheit. Diese Freiheit kann im Bhujangasana greifbar werden: Durch die Verankerung der Hände im Boden und die Kraft der Arme, die uns unterstützt, fühlen wir uns handlungsfähig im Umgang mit der Schwerkraft. Wir lösen uns aus der gewohnten, defensiven Haltung mit gekrümmten, hängenden Schultern und begeben uns in einen Zustand offener, empfänglicher Zugewandtheit. Schultern und Kopf gleiten zurück, die Brust wölbt sich nach oben und uns durchdringt das herrliche Gefühl, dem Körperzentrum und den darin verborgenen Emotionen mehr Raum gegeben zu haben. Die Enge in uns, Stress und Selbstschutzreflexe schwinden dahin. Das Gesicht fühlt sich weicher und entspannter an. Die Augen kommen in den Höhlen zur Ruhe und blicken nach innen ebenso wie nach außen. Unser Blick nimmt einen träumerischen, weisen Charakter an. Das Gefühl, den Fängen des Lebens ausgeliefert zu sein, löst sich und wir entwickeln eine Immunität gegen das Gift belangloser Kleinigkeiten. Der kühle, defensive, überlebensorientierte Teil unseres Gehirns beruhigt sich und gibt der warmen, empathischen Eigenschaft in uns Raum, die allen Wesen wohlgesonnen ist.

Letztendlich sehnen wir uns alle nach diesem großherzigen, höheren Bewusstsein, jenseits aller Angst. Indem wir uns aufrichten wie eine schimmernde Kobra und dieses großartige Raubtier nachahmen, lösen wir die Angst davor auf, eine Beute des Lebens zu werden. Wie ein Schlangenbeschwörer bannen wir unsere Ängste und öffnen uns dem Wunder des Liebens und Geliebtwerdens.

Schulterblätter gleiten zueinander

Arme zurückziehen, Brust nach vorne oben

Steißbein und Brust voneinander wegziehen

Zehen in den Boden drücken

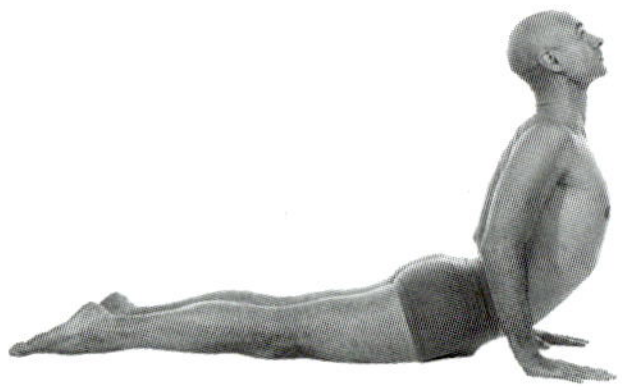

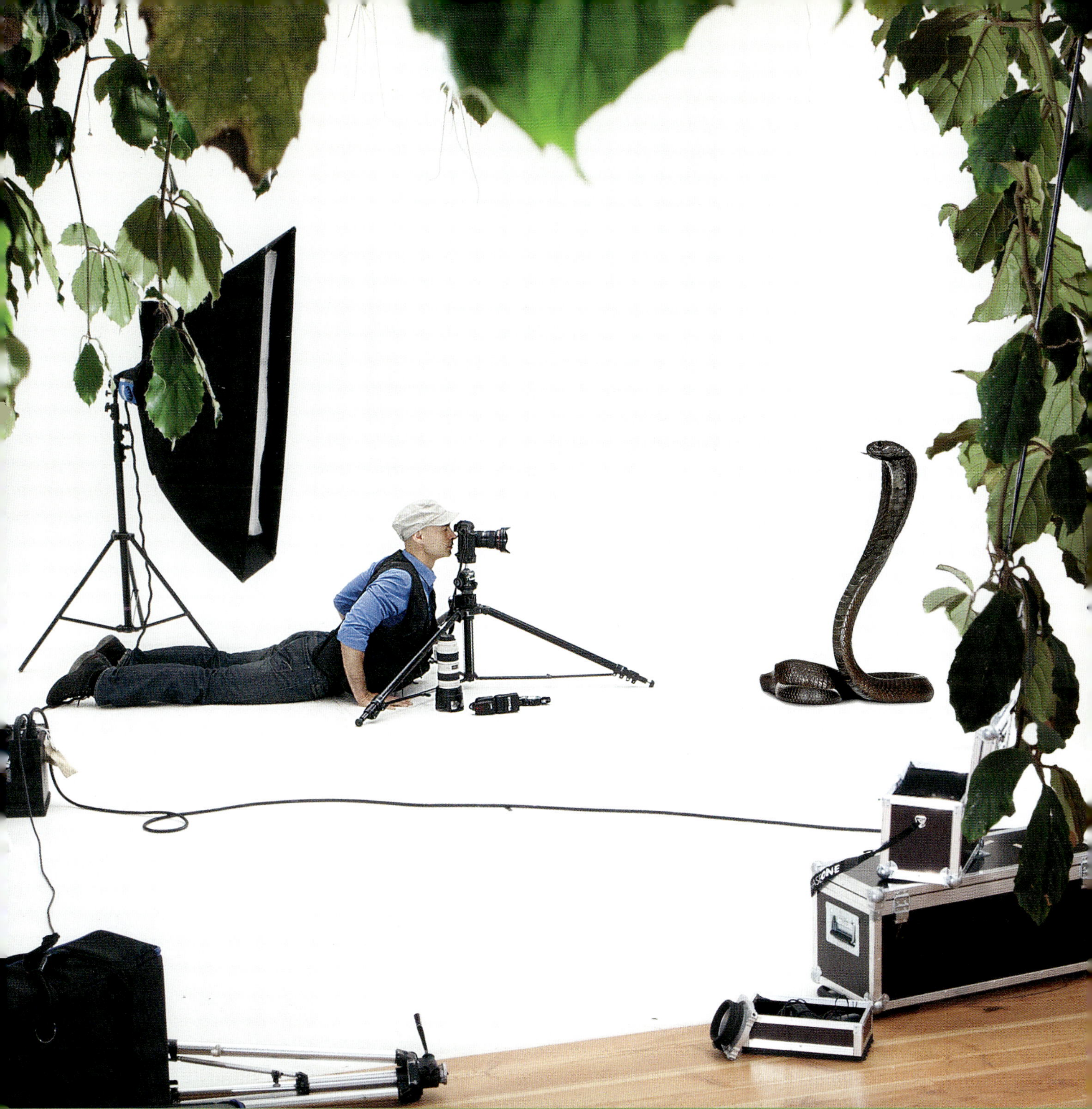

Krieger 1

Virabhadrasana 1

Wenn es hart auf hart kommt, wenn wir »reinhauen« müssen und alles geben, um die Trägheit zu überwinden, diesen Ballast, der unseren Weg blockiert, dann werden wir zum Krieger.

Wie bei der »älteren Dame« im Bild gibt es in unserem Leben Zeiten, in denen wir die Ärmel (oder Röcke) hochkrempeln und die Situation in Angriff nehmen müssen. Wir müssen die Kraft dazu finden, unsere Wünsche in die Tat umzusetzen, sie zu einem Teil der Realität zu machen.

Ein Auto zum Rollen zu bringen bedeutet einen großen Kraftaufwand. Sobald es jedoch in Bewegung ist, wird es sehr viel einfacher, es zu schieben. Dieses Erzeugen von Momentum ist der Dynamik von Willenskraft sehr ähnlich. Je mehr wir eine Verbindung zu unseren wahren Sehnsüchten herstellen (und nicht nur zu dem, was unsere Umwelt uns als unsere Wünsche suggeriert), desto besser können wir unser Verlangen zum Ausdruck bringen und den Mut finden, aus tiefstem Herzen zu leben. Gelingt uns diese Verbindung von innerer und äußerer Welt, so wirkt dies wie ein Lösen der Handbremse – die Dinge bewegen sich viel leichter.

Genau dies trainieren wir im Vira 1. Wir lernen, die Energie in uns zu wecken. Die »Couch-Potatoe« in uns bekommt einen Tritt in den Hintern und unsere muskuläre Energie beginnt zu fließen. Sie strömt zur Körpermitte, zentriert sich und pulsiert vom Zentrum zurück in alle Richtungen. Es ist ein Prozess, der anspornt und unseren Träumen das Potenzial dafür gibt, sich in der physischen, konkreten Welt zu manifestieren.

Verfeinern wir diesen energetischen Kreislauf, so nehmen wir unsere tiefliegende Identität besser wahr. Wir erkennen, dass sie jenseits unserer bisherigen Vorstellung von uns selbst liegt (und manchmal sogar über das hinausgeht, was uns zum Beispiel als Mann oder Frau definiert, siehe Foto). Die Befreiung von oberflächlichen Selbstbildern führt uns zu unserem besseren Ich und ist damit der nächste Schritt auf dem Weg zum »Yogischen Krieger«.

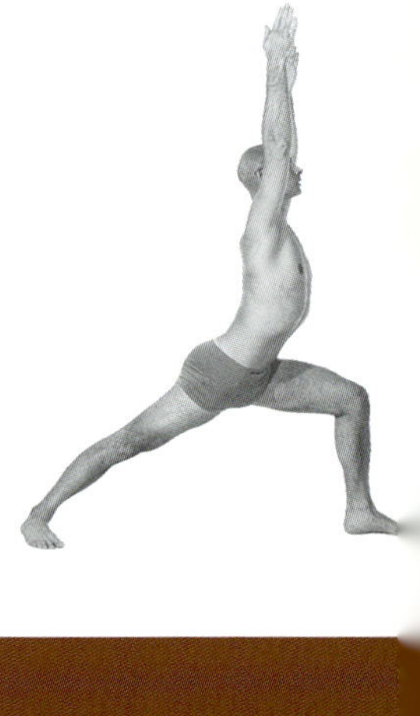

Brust heben, Arme nach oben strecken

Schienbeine zur Mittelachse ziehen, Becken aufrichten

Hinteren Oberschenkel nach innen drehen,
vorderen Oberschenkel nach außen

Außenkante des hinteren Fußes gut erden

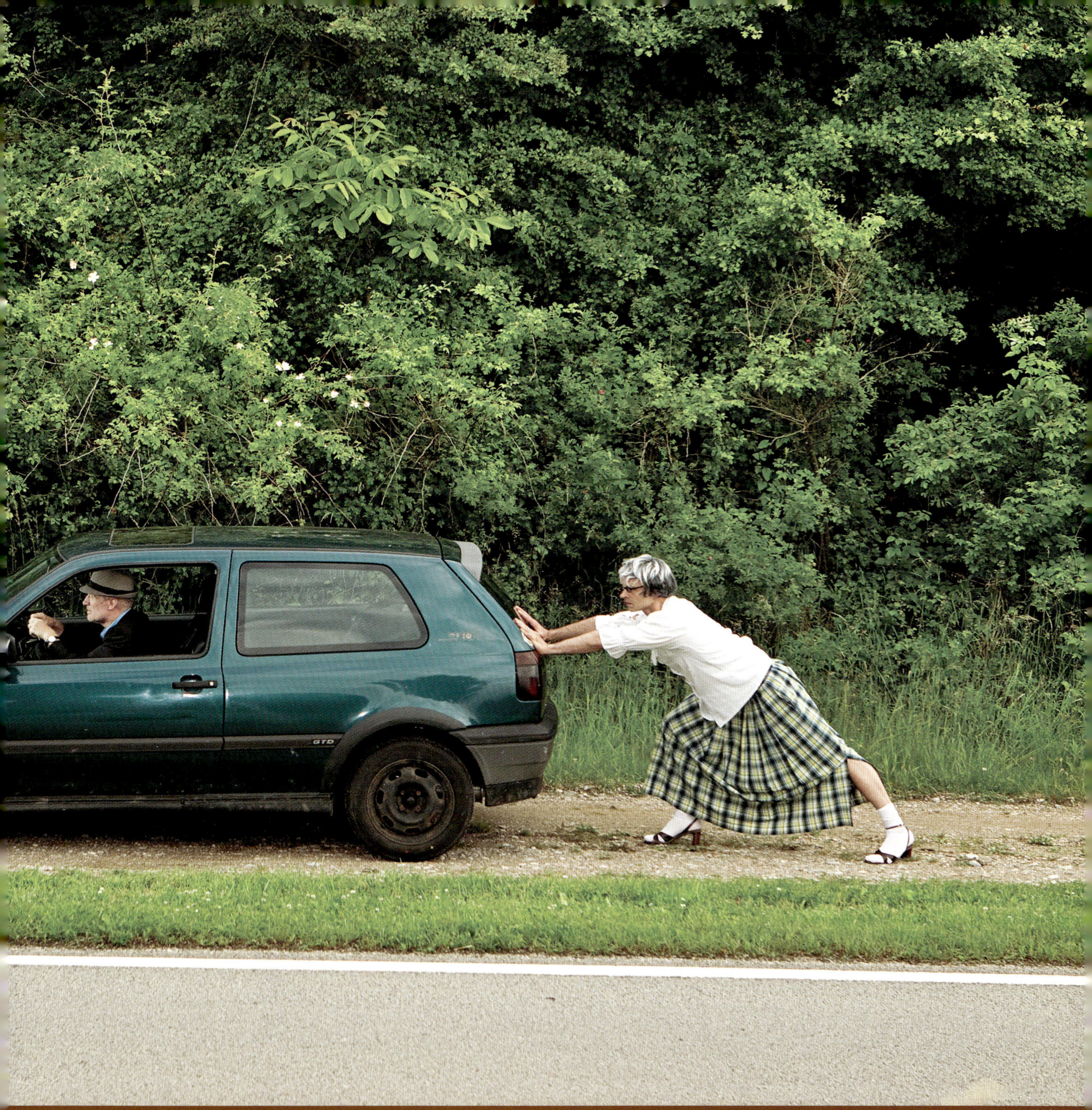

Krieger 2

Virabhadrasana 2

Ein tapferer Krieger zu sein bedeutet, unser besseres Ich über unser schwaches Ich zu erheben. Krieger 1 stärkt unser Selbstbewusstsein und gibt uns eine Basis, von der aus wir es wagen können, die so unmenschliche und doch so menschliche »Ich-zuerst«-Mentalität abzulegen. Von der individuellen Kraft, die wir in Krieger 1 erfahren haben, gelangen wir in der lateralen hüftöffnenden Ausrichtung von Krieger 2 zu einer umfassenden Wahrnehmung dessen, was um uns und in uns geschieht. Diese vielseitige, höhere Erkenntnis führt uns zu einer ausschließlich menschlichen Fähigkeit: Wir werden uns unserer Selbst bewusst.

Dies ist der Teil von uns, der in die Augen seines Gegenübers blickt – eines Geliebten, eines Fremdem, sogar eines Feindes – und in ihnen dasselbe Licht erkennt wie in sich selbst. Diese Einsicht lässt uns Freude dabei empfinden, mit anderen zu teilen, ihnen zu helfen und sie zu unterstützen. Nicht einfach deswegen, weil es moralisch korrekt ist oder wir uns dadurch besser fühlen, sondern auch aus dem Bewusstsein heraus, dass wir alle dieselbe Lebensquelle teilen, dass wir eins sind.

So gesehen wirken andere Menschen wie ein Spiegel: Sie sind weniger fremde Wesen als vielmehr Teil von uns – ein Ebenbild.

Von allen Gründen, Yoga zu praktizieren, führt dieser zur größten Zufriedenheit. Vornehmliches Ziel des Yoga ist es, uns im Zustand des Bhakti zu verwurzeln, der vorbehaltlosen Menschenliebe.

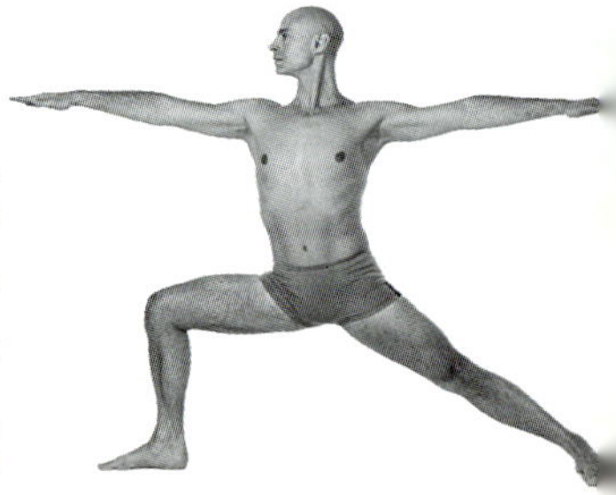

Hände nach unten drücken, Oberarme heben

Torso verlängern

Unterbauch nach innen oben ziehen

Vorderer Oberschenkel dreht aus, hinterer dreht ein

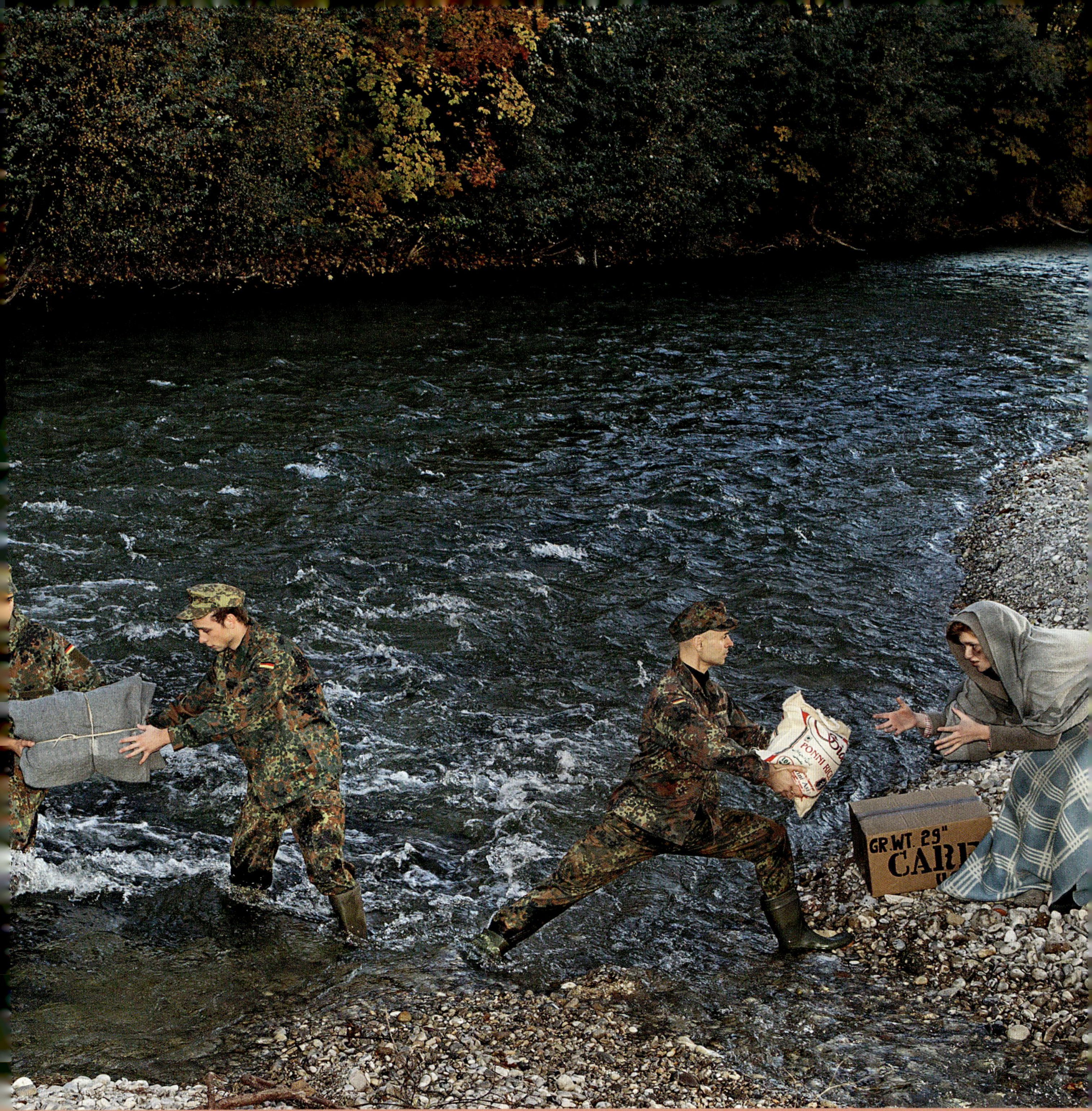
GR.WT. 29"
PONNI

Krieger 3

Virabhadrasana 3

»Love will save the day.« So lautet zumindest die Theorie. Und dann kommt die Realität – der Test, ob wir wirklich willens sind, das Gute in allen Lebewesen zu sehen. Angesichts von Kleingeistigkeit und Kleinlichkeiten sind vor allem erst einmal unsere kämpferischen Fähigkeiten im Umgang mit unserer eigenen Frustration und der Ungeduld anderer gefragt. So hat der gelenkige Kellner sicher viele Male gehört: »Hey, wo zur Hölle bleibt mein Cappucchino!« Oft sind es die kleinen, unerwarteten Grobheiten, die uns aus der Balance bringen.

In Krieger 3 verkörpern wir unsere Verbundenheit mit dem Kosmos und gleichzeitig die Verwurzelung in unserer Individualität. Wir vereinen die Beständigkeit von Krieger 1 mit der Offenheit von Krieger 2, bevor wir unser Schiff Richtung Hochsee steuern. Wir heben einen Fuß, und die erste große Welle trifft den Schiffsrumpf. Am Anfang kentern wir meistens daraufhin. Mit zunehmender Übung finden wir das Gleichgewicht in der Interaktion zwischen Schiff und Wellengang, zwischen Körper und Schwerkraft. Wir lernen, auf den Wogen Kurs zu halten, auf dem stürmischen Ozean dahinzugleiten und uns vom Wind treiben zu lassen. So wie ein Schiff auch von rauer See getragen wird, so wird die Welt uns tragen, wenn wir sie mit all ihren Turbulenzen annehmen. Das Universum antwortet so, wie wir ihm begegnen. Balance ist dann nicht mehr nur eine Technik, sondern ein Wechselspiel von Geben und Nehmen, von zielgerichteter Aktion und vertrauensvoller Hingabe.

Dies ist der wankende, unsichere Pfad des yogischen Kriegers. Seine Gelassenheit vertreibt Ängste, seine Güte lässt die Narben von Entfremdung verschwinden, sein Beispiel ist Inspiration für andere, auf die Vollkommenheit des Universums zu vertrauen.

Schienbeine isometrisch* kreuzen, Beckenrückseite weiten

Bauch nach innen oben ziehen

Schulterblätter zueinanderziehen

Großzehballen des Standbeines erden

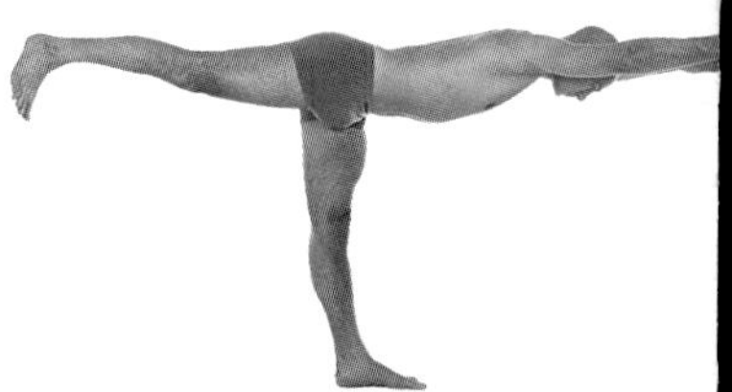

*Bedeutet, die betreffenden Körperteile / Muskeln führen eine Kontraktion aus, ohne ihre Position zu verändern.

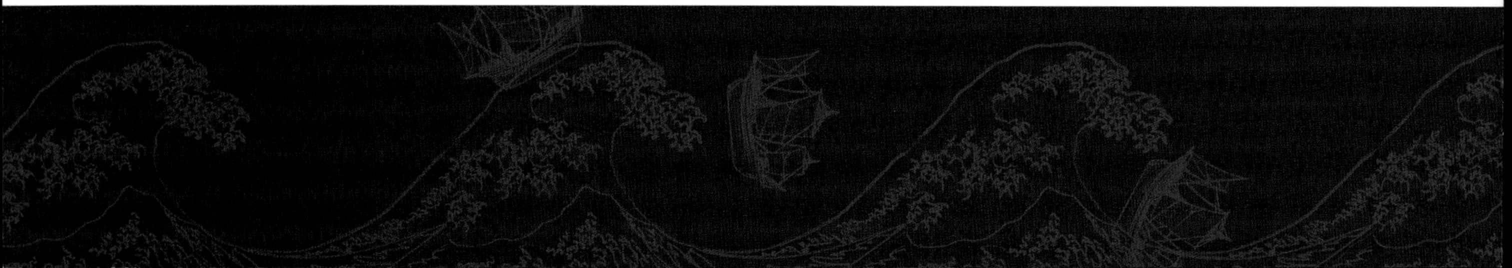

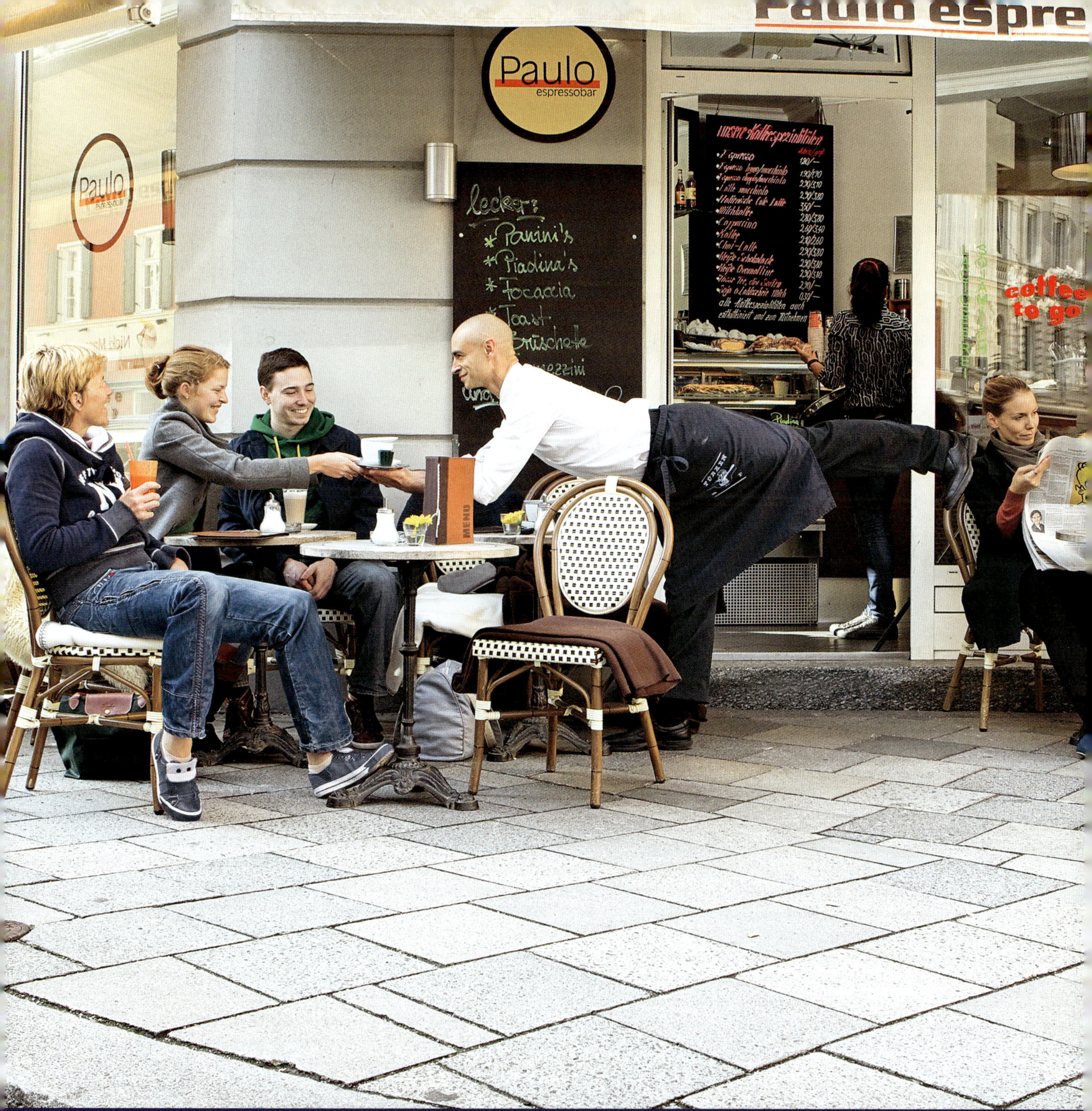
Paulo
espressobar
lecker:
* Panini's
* Piadina's
* Focaccia
* Toast
MENU

Dreieck
Trikonasana

Im Trikonasana ähneln wir einem Stern mit seinem kochenden Kern und seinem kühlen Glanz, seinen Implosionen und Eruptionen. Im Inneren wirkt eine turbulente, organische Dynamik, während er nach außen wunderbar strahlt. In dieser Pose zentrieren wir unsere Mitte, um von dort nach außen leuchten zu können. Diese Symbiose zwischen Expansion und Zentrierung muskulärer Kraft dient uns als Sprungbrett zur Erkundung feinerer Existenzebenen. Wir entwickeln ein Bewusstsein für das Zentrum unseres Seins. Bis wir dieses Gefühl tatsächlich physisch wahrnehmen, wird eine solche yogische Philosophie ein fremdes, abstraktes Konzept bleiben.

In der Dreieckspose gerät man noch leichter ins Abseits als auf dem Spielfeld. Ohne die notwendigen Fähigkeiten verliert das »Yoga-Spiel« seine Sportlichkeit und die Asana wird zur Last. Schnell gewinnt die Schwerkraft die Oberhand und wir spüren ein Stechen in der Hüfte, einen Druck auf die Knie, Spannung im Nacken. Mit dem richtigen Training können wir diese Unannehmlichkeiten überwinden. Dies gelingt, indem wir den Widerstand der Schwerkraft nutzen, um uns auszurichten. So ist der ursprüngliche Stressfaktor nicht länger ein Hindernis, sondern leitende Kraft.

Wenn die letzte Feinabstimmung vorgenommen ist, gleitet der Kopf zurück und der Nacken entspannt sich. Unser bohrender, urteilender Blick kann weicher werden und wir können die Welt mit Wohlwollen betrachten (etwas, wovon unser Linienrichter etwas mehr entwickeln könnte). Wir erkennen, dass die Wahrheit jenseits des reinen Beharrens auf richtig oder falsch, gut oder schlecht, Abseits oder nicht liegt.

Diese gütige und umfassende Sichtweise lässt uns von innen strahlen, geradezu funkeln, und unser echtes Lächeln finden.

Arme ins Schultergelenk und dann auseinander ziehen

Leisten, Taille und Achselhöhlen nach hinten ziehen

Steißbein Richtung Schambein ziehen,
Brust nach oben drehen

Vorderen Oberschenkel ausdrehen und zurückziehen,
hinteren Oberschenkel eindrehen

Beine zueinander und ins Becken ziehen

Von dort nach außen über die Füße in den Boden drücken

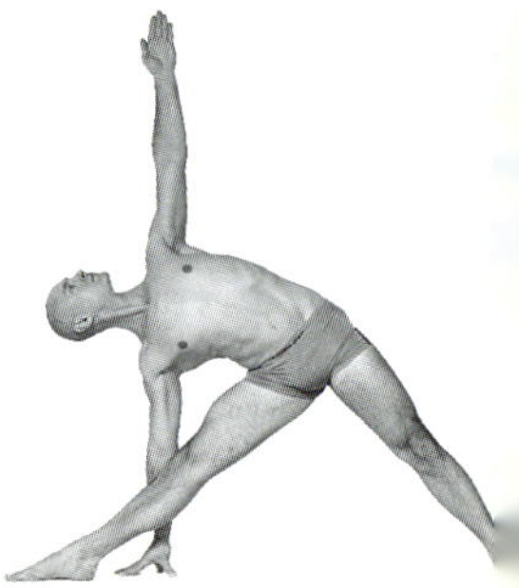

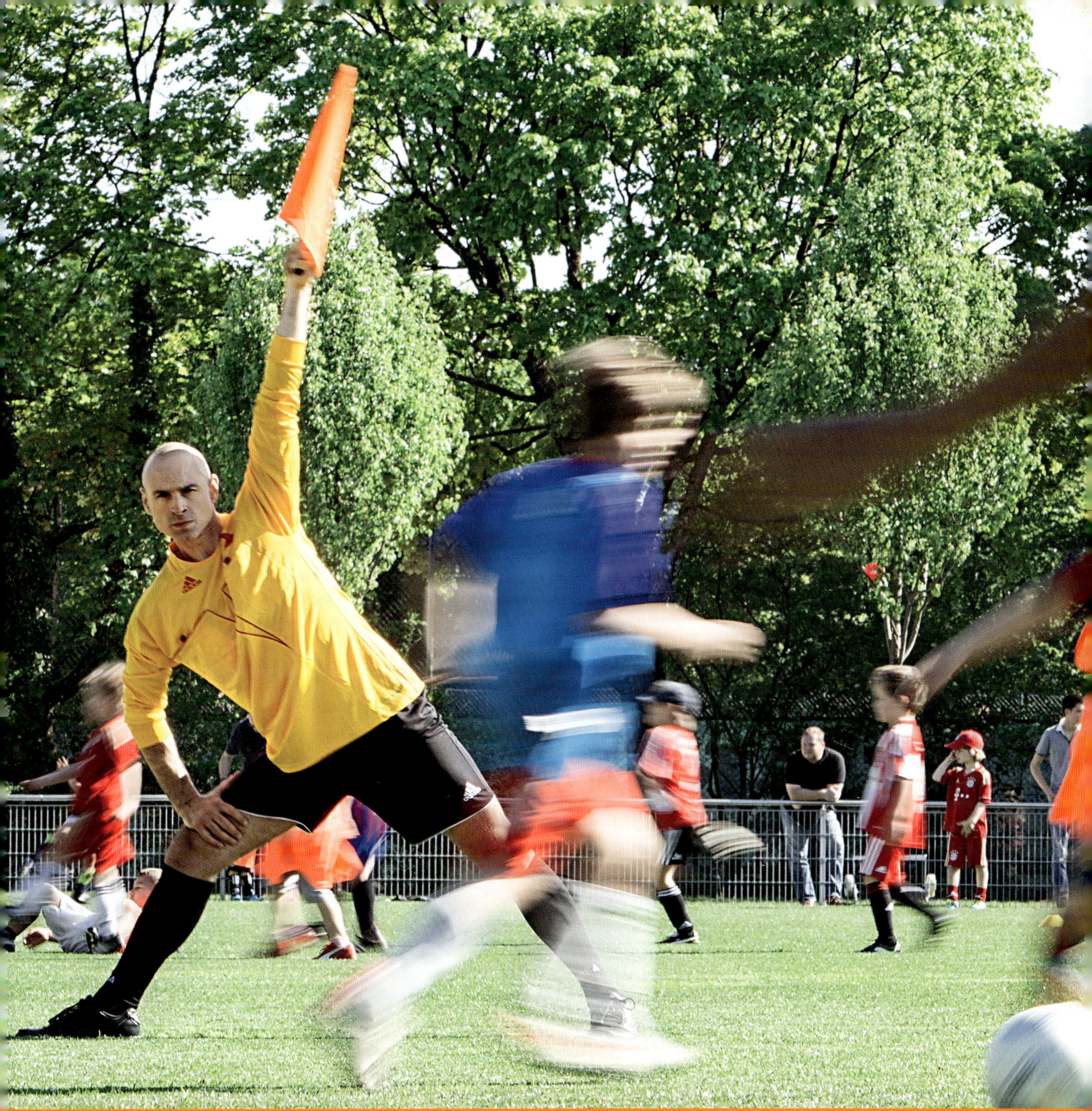

Baum

Vrksasana

Vrksasana ist eine vorbereitende Pose für viele Arten von Balancen. Diese Haltung kann uns die tatsächlichen Eigenschaften eines Baumes vermitteln – ein Gegengewicht zu unserer oft »wackeligen« Wahrnehmung des Lebens.

Eine der bemerkenswertesten Eigenschaften eines Baumes ist die Fähigkeit, auf seine Umwelt zu reagieren und gleichzeitig in sich vollkommen ruhig und stabil zu bleiben. Er richtet sein energetisches Streben gleichzeitig nach innen und nach außen. Ein Baum wurzelt in die Tiefe und wächst in die Höhe, er saugt das Sonnenlicht in sich hinein und verzweigt sich nach außen.

Wenn wir in einem Wald sehr still und vollkommen ruhig sind, werden wir – wie ein Baum – ein Teil unserer Umgebung, und der Wald offenbart im Gegenzug seine Geheimnisse: Die Tierwelt zeigt sich und der intensive Geruch von Erde zieht unser naturhaftes Selbst zu seinen Ursprüngen zurück. Unsere Sinne kehren sich nach innen, unsere Aufmerksamkeit steigt. Sind wir im Gegenteil laut und nehmen uns nicht die Zeit, das Moos unter den Füßen zu spüren, so flüchten die Tiere und die Schönheit des Waldes entgeht uns.

So kann uns das »Baumsein«, diese lebendige Ruhe, helfen, Yoga als Teil unseres täglichen Lebens zu erfahren. Die Entwicklung dieser Fähigkeit wird Sadhana genannt oder spirituelle Praxis. Yoga-Asanas, Atempraxis und Meditation sind in ihrer Ausführung nur Rituale oder Übungen. Sadhana beginnt, wenn wir anfangen, diese Rituale auf das tägliche Leben zu übertragen.

Und so ist es vielleicht nicht nur die Strenge der Aufseher, die für Ruhe im Museum sorgt, sondern auch unsere Sehnsucht danach, in der kunstvollen Balance des Lebens zu versinken – derjenigen, die wir vor uns sehen, und der, die wir in uns spüren.

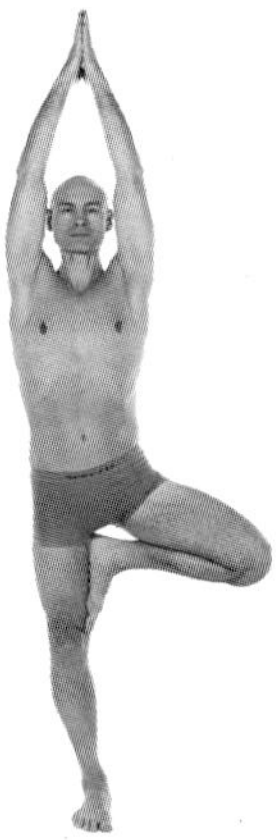

Torsoseiten langstrecken

Innenseiten der Oberschenkel nach hinten ziehen, Beckenrückseite erden

Fußgewölbe heben, Groß- und Kleinzehballen in den Boden drücken

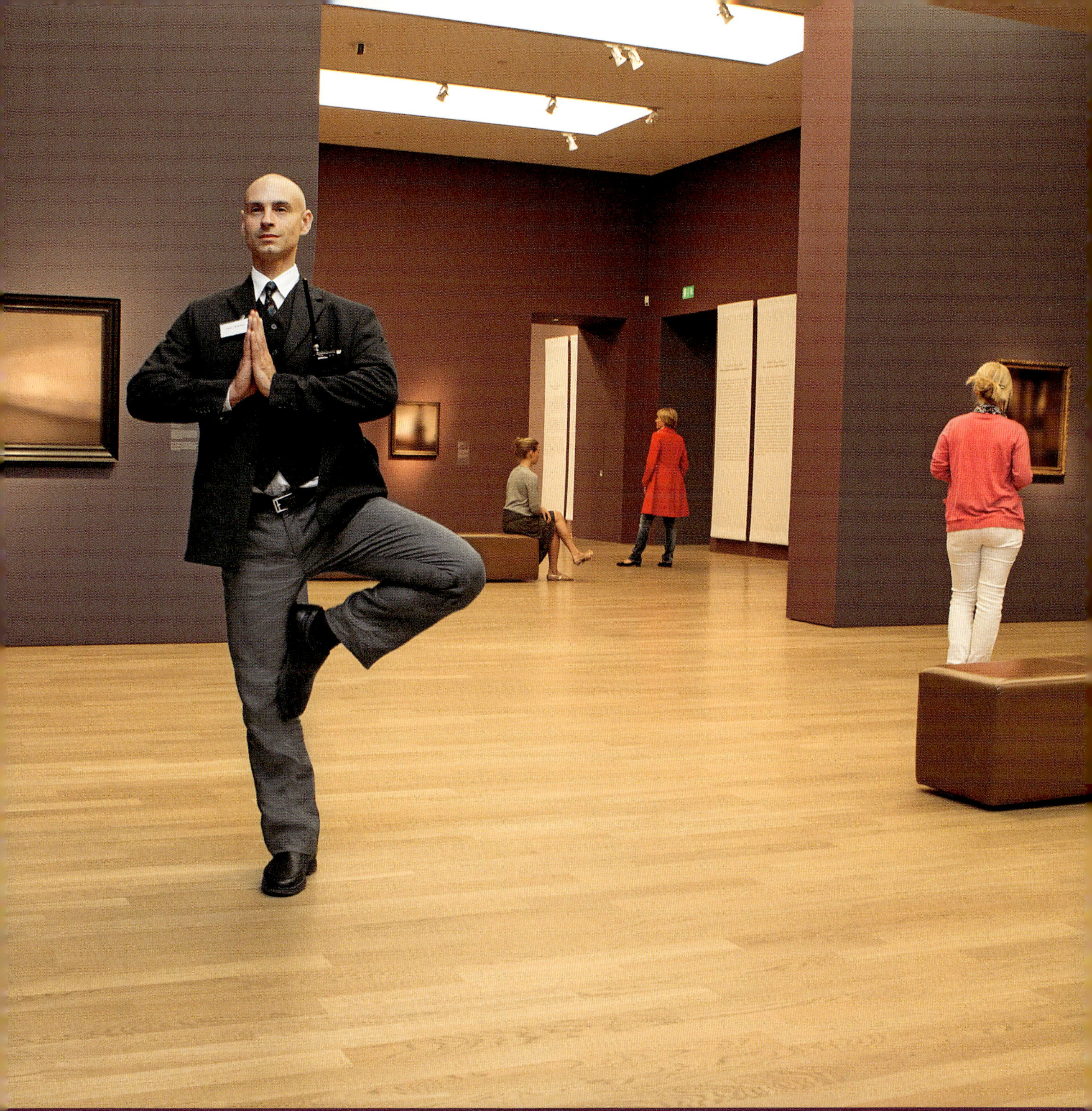

Gegrätschte stehende

Vorbeuge

Prasarita Padottanasana

Es gibt Phasen im Leben, in denen wir das Gefühl haben, festgefahren zu sein. Wir glauben, eine positive Veränderung sei nicht möglich oder unsere Anstrengungen brächten keinen Erfolg. Auf die Möglichkeit von Veränderung zu vertrauen ist schwierig und wird oft als naiv betrachtet.

Das Üben von Vorwärtsbeugen ermöglicht es uns, wieder Zugang zu unserem Veränderungspotenzial zu bekommen. Zunächst die Grenzen unseres Körpers zu erweitern (zum Beispiel die oft extrem verkürzten Muskeln an den Rückseiten unserer Beine) gibt uns eine spürbare Ahnung von möglicher Erneuerung und hilft uns, den negativen Kreislauf von Pessimismus und Hilflosigkeit zu durchbrechen. Es erlaubt uns, uns an neue Erfahrungen zu wagen oder auch einfach nur, unsere Schuhe auf angenehmere Weise zu binden.

Durch regelmäßige und bewusste Übung gewöhnt der Körper sich an die Vorwärtsbeuge. Nach und nach wird das Gefühl in den betreffenden Muskeln sogar angenehm werden, die Anspannung in den »Hamstrings« und dem unteren Rücken wird nachlassen und uns animieren, mehr zu üben.

Manche von uns reagieren auf Grenzen im Leben mit einem resignierten Seufzer, während andere einen Schlachtruf gegenüber allem ausstoßen, das ihnen im Weg steht. Diese Asana verlangt von uns, solche extremen Reaktionen gegen eine ausgewogenere Herangehensweise einzutauschen. Sie fördert eine sensible Akzeptanz dessen, was ist, ebenso wie einen gesunden Optimismus gegenüber dem, was möglich wäre.

Wenn diese Balance stimmt, kann die Belohnung für eine Vorwärtsbeuge so wunderbar sein wie ein Kuss.

Oberschenkelrückseiten voneinander wegziehen

Schienbeine Richtung Mitte ziehen

Schulterblätter auf den Rücken ziehen

Füße parallel gut erden

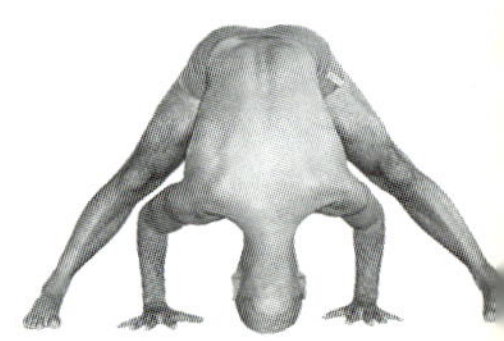

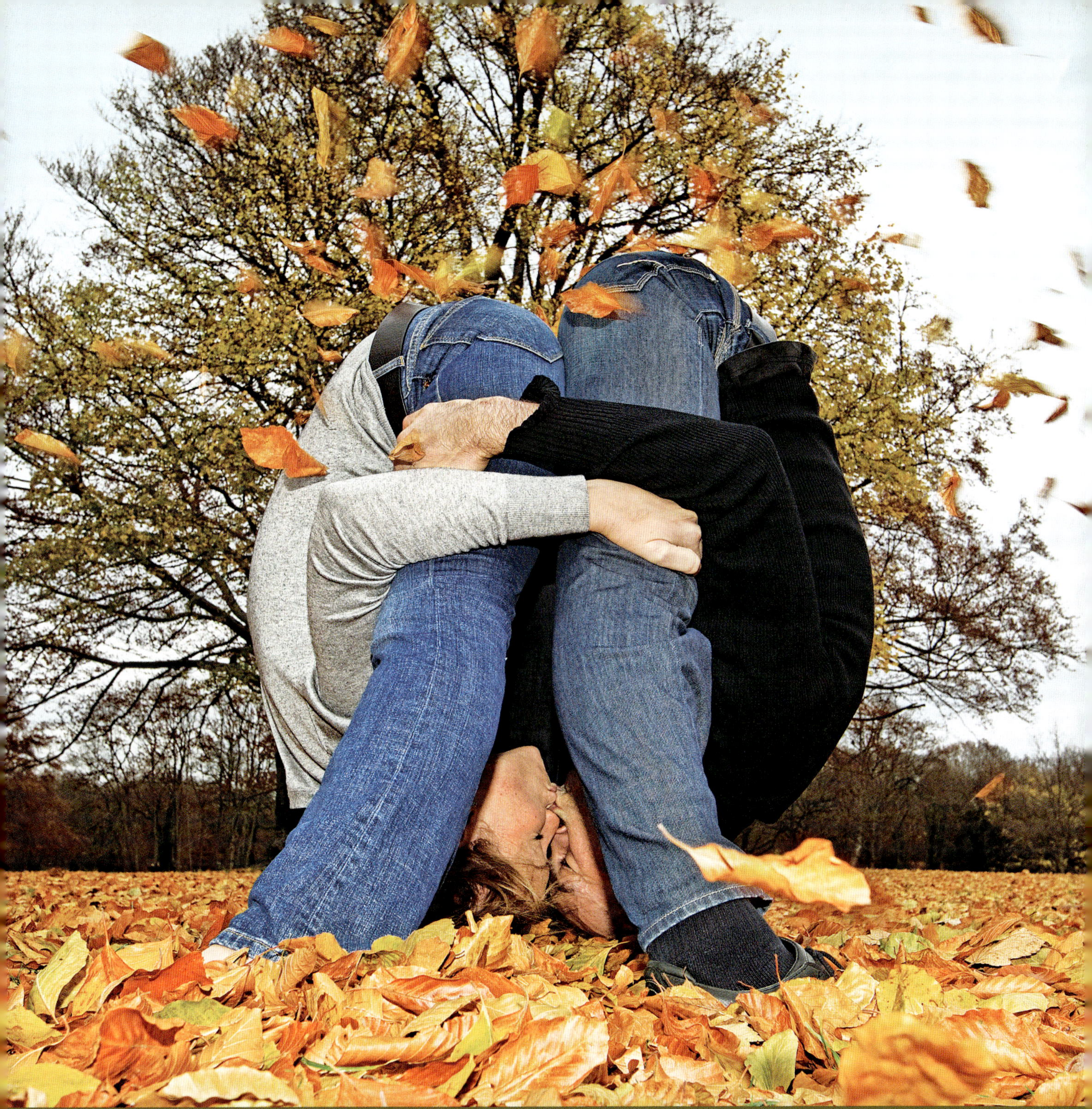

Halbmond
Ardha Chandrasana

Für die meisten von uns ist eine stille, meditative Praxis irgendeiner Art notwendig, um Ruhe zu finden. Wir brauchen Pausen vom Alltag, um unsere Gedanken zu beruhigen und im Moment schwelgen zu können. Meditation ist eine wunderbare Methode, die Klarheit in die Suche nach Zufriedenheit bringt. Ohne Worte kann sie uns die universelle Frage danach beantworten, warum, egal wie viel wir im Leben erreichen und besitzen, »Erfolg« uns dennoch hungrig bleiben lässt.

Und doch ist dies nicht alles. Wir können nicht für immer in diesem entrückten Zustand verharren. Unsere Blase wird voll, unser Magen leer und unsere Knie verlangen nach frischem Blutfluss. Sobald wir unsere Augen öffnen und aus dem Zustand tiefer Konzentration auftauchen, sind wir wieder mit der Welt und ihrem Tumult konfrontiert. Wenn der Chef anruft, das Baby schreit und all unsere Ängste und Sehnsüchte zurückkehren – was hat dieser Kurzurlaub von der Realität dann geholfen? Wie wunderbar wäre es, die meditative Ruhe mitnehmen zu können in die rastlose Welt.

Um auch in der Hektik des Alltags gelassen zu bleiben, benötigen wir Multitasking-Vermögen. Yoga fördert diese Fähigkeit. Besonders im Halbmond ist dies der Fall. Wie ein Koch, der viele verschiedene Gerichte gleichzeitig zubereiten muss, lernen wir, inmitten des größten Chaos konzentriert zu bleiben. Wir greifen in verschiedene Richtungen gleichzeitig und bleiben dabei zentriert. Wir lernen, verschiedene Anforderungen zur selben Zeit zu bewältigen und dabei vollkommen klar zu sehen. Einige Gerichte dürfen nur simmern, aber niemals kochen, einige verlangen mehr Salz oder Schärfe – man braucht einen feinen Sinn für Temperatur und Würze mitten im Geratter einer betriebsamen Küche.

Je mehr wir diesen Sinn schärfen, desto weniger benötigen wir ein Kochbuch. Stattdessen können wir in aller Ruhe mit den Zutaten unserer yogischen Speisekammer experimentieren.

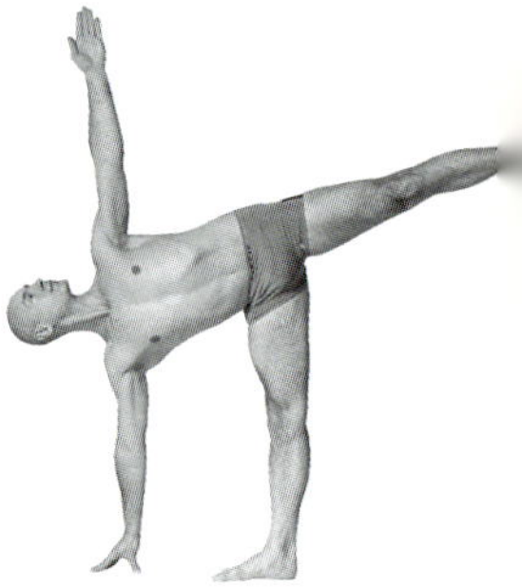

Obere Ferse von der Körpermitte wegstrecken

Beide Seiten des Rumpfes langziehen

Leiste wird hohl, Standbein ausdrehen, Spielbein eindrehen

Innenseite des Standfußes fest im Boden verankern

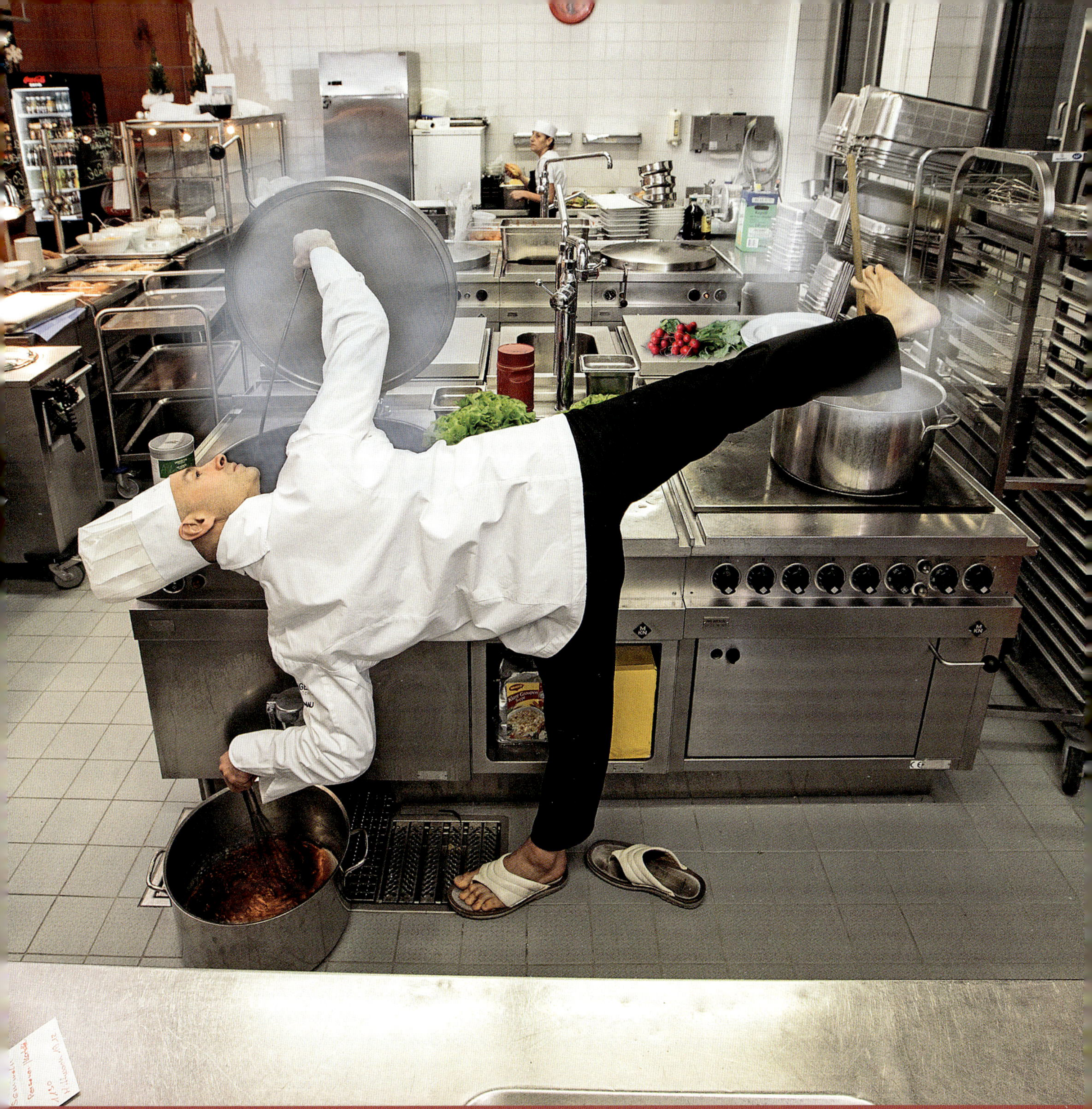

Ausgestreckte Hand zum Großzeh
Utthita Hasta Padangusthasana

Padangusthasana gilt als Gleichgewichtspose. Der Prozess des Balancehaltens ist das genaue Gegenteil einer starr gehaltenen Position. Balance ist ständige Bewegung, Anpassung und nie endende Übungssache. Sie ist ein Kreislauf der Erneuerung.

Wenn wir auf einem Bein stehen, sind Körper und Geist herausgefordert, Ruhe und Stabilität zu finden. Dies hilft uns dabei, uns der »wackeligen« Natur des Lebens zu stellen.

Die Herausforderung, den Körper zu stabilisieren und auszubalancieren, hilft enorm dabei, einen nervösen und abgelenkten Geist zu konzentrieren. Ohne mentale Stabilität bekommen wir leicht Angst, aus der Asana umzufallen, und unter dem Eindruck dieser »Versagensangst« verliert der Körper tatsächlich das Gleichgewicht. »Ich weiß, dass ich es nicht kann, also kann ich es auch nicht«: Eine solche innere Einstellung verhindert, dass wir unser wahres Potenzial erkennen. Sie kann schnell zur Gewohnheit werden, ein Teufelskreis von Ursache und Wirkung. Je mehr Momentum ein solches Muster annimmt, umso mehr Macht hat es über unser Handeln und wird irgendwann zu unserer Bestimmung.

Erkennen wir jedoch die positive Kehrseite der Medaille, so wird uns klar, dass auch das Gegenteil möglich ist: dass wir nämlich unsere Gedanken und Handlungen zugunsten größerer Ausgeglichenheit und Zufriedenheit lenken und so den Lauf der Dinge positiv beeinflussen können.

Auf dieser neugefundenen Grundlage können wir als unser eigener Müllmann agieren. Das, was unseren Balanceakt unterstützt, behalten wir, den Rest werfen wir fort.

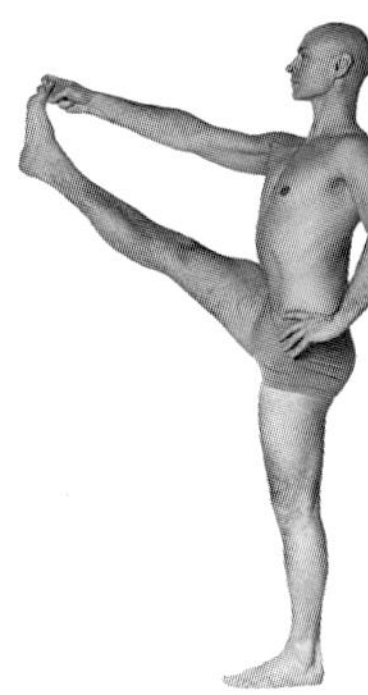

Arm ins Schultergelenk zurückziehen, Großzehballen kräftig wegstrecken

Brustkorb vom Becken wegheben, unteren Rücken leicht nach innen wölben

Innenseite des Standbeinoberschenkels nach hinten ziehen

Außenseite des Standschienbeins nach hinten ziehen, entgegengesetzt zur Aktion des Oberschenkels

Innen- und Außenkanten des Standfußes fest im Boden verankern

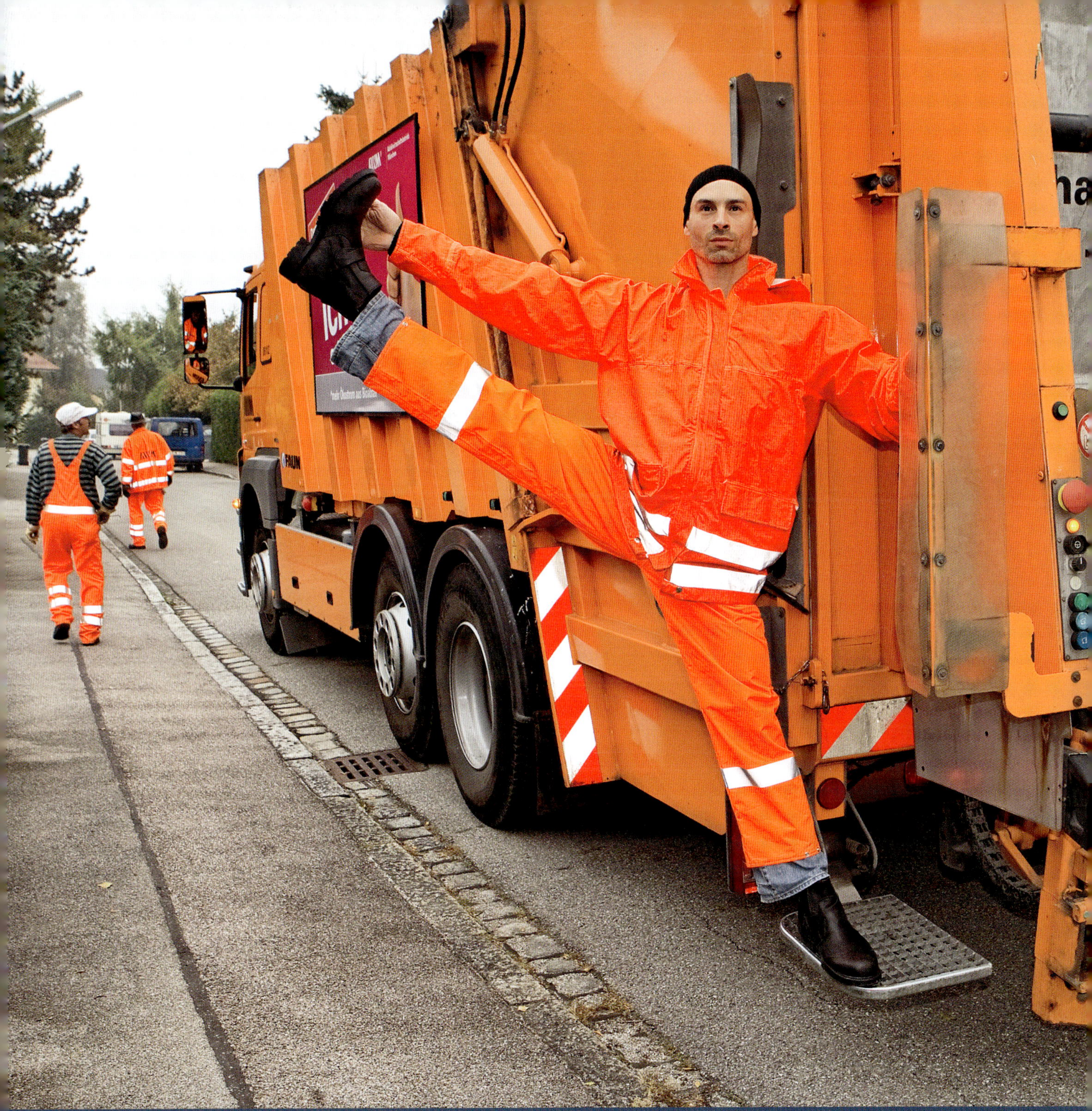

Skorpion
Vrschikasana

Die intensive Rückwärtskrümmung und ausbalancierte Umkehrung eines Skorpions in Angriffshaltung sind in dieser Asana wunderschön verkörpert. Es ist eine einzigartige Pose, in der sich das aufregend Risikoreiche einer Armbalance mit der angenehmen Wirkung herzöffnender Rückbeugen verbindet. Und was könnte besser sein als »aufregendes Wohlbefinden«?

Diese ungewöhnliche Verbindung kann uns die Möglichkeit vor Augen führen, aus gewohnten Tendenzen auszubrechen. Wir können den Knoten in unseren manchmal festgefahrenen mentalen Strukturen lösen, die kalte Eindimensionalität wiederkehrender Gedankenmuster verlassen und stattdessen dem offenen, warmen Gefühl Raum geben, Teil des Ganzen zu sein. Je mehr wir dieses Gefühl empfinden, umso furchtloser können wir sein, umso greifbarer wird der ewige, unsterbliche, gefühlvolle Teil in uns.

Und so ist der »Biss« dieses Skorpions kein tödlicher, sondern verschafft uns vielmehr Zugang zu einer der machtvollsten Erfahrungen des Lebens: zu einem vorurteilsfreien, selbstbestimmten Herzen. Haben wir einmal Geschmack an dieser Art des Seins gefunden, so können wir es, ganz unabhängig von der physischen Asana, als innere Haltung kultivieren. Erinnern Sie sich an dieses Gefühl, lassen Sie es in sich aufsteigen und üben Sie sich darin, es auch zu leben.

Fußballen der Brust entgegengesetzt wegstrecken

Schienbeine zueinanderziehen,
Oberschenkelrückseiten weiten

Steißbein zum Schambein ziehen,
Bauch nach innen oben

Untere Rippen integrieren

Brust diagonal Richtung Boden senken,
weg von den Händen

Schulterblätter und Unterarme zusammenziehen

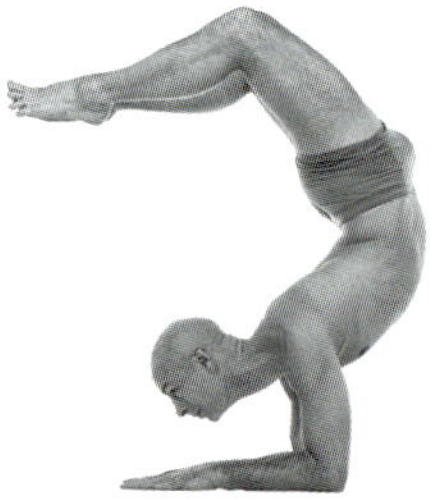

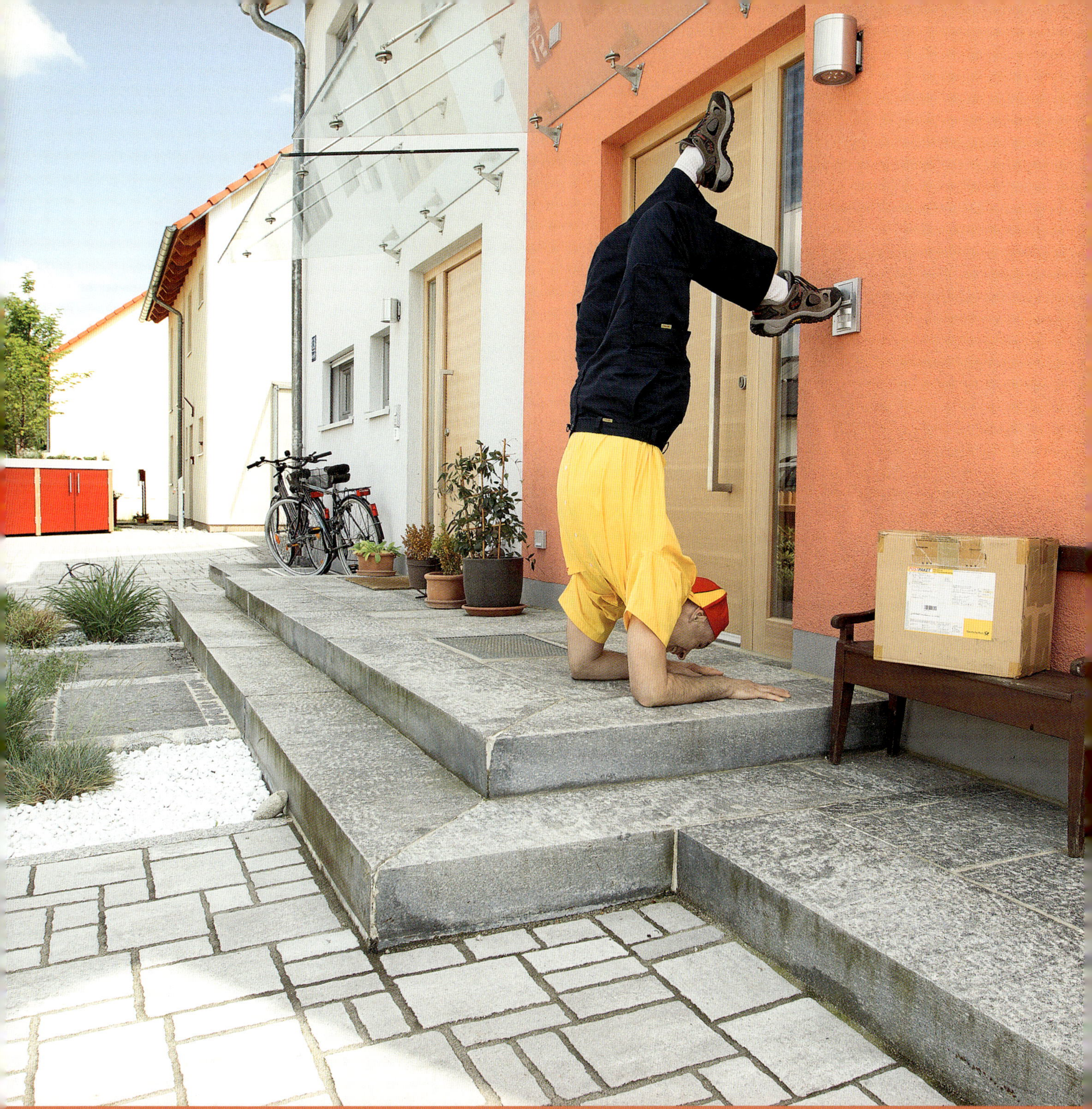

Löwe

Simhasana

So nervtötend eine Horde Kinder mitunter auch sein kann – von ihrer Unvoreingenommenheit können Erwachsene eine Menge lernen. Die Last, eine »reife« Person sein zu müssen, lässt uns oft die Leichtigkeit des »Wir-selbst-Seins« vergessen und auch die Tatsache, dass solch unverstellte Ehrlichkeit überhaupt möglich ist. Eine Überdosis erwachsener Ernsthaftigkeit kann zu einer Menge kindischen Benehmens führen.

Simhasana ist eine Möglichkeit, diese Steifheit zu lösen und unsere Selbstwahrnehmung zu erneuern. Neben seinen heilenden Eigenschaften (Iyengar schreibt, Simhasana könne von schlechtem Atmen und Stottern befreien) funktioniert diese Asana wie eine Art Reset-Knopf, der unseren Geist von angestauter Spannung befreit. Der Versuch, uns den vorgegebenen Formen sozialer Erwartungen anzupassen, kann eine Menge Stress aufbauen: *Sei nicht albern!, Sei nicht steif!, Passe ich ins Bild?, Falle ich auf?, Jeder verlässt sich auf mich und keiner kümmert sich um mich …* Manchmal müssen wir den Mut haben, die Maske der Etikette fallen zu lassen, um zu sehen, was danach von uns selbst übrig bleibt.

Yoga im Allgemeinen und Simhasana im Besonderen helfen uns, einen »kindlichen« offenen Geist zu bewahren und Balance zu finden zwischen dem Kind in uns und dem Erwachsenen, der wir nach außen hin sind. Wenn spielerisches Chaos (siehe die fliegenden Gegenstände) und disziplinierte Ordnung (siehe das Mädchen in pinker Tracht) in uns Harmonie finden, können wir effektiv, ehrlich und besonnen mit anderen kommunizieren. Indem wir wohlwollend die Wahrheit sagen, kultivieren wir die Qualitäten einer starken und menschlichen Persönlichkeit – etwas, das unser Lehrer dringend in die Praxis umsetzen sollte. In seiner Situation ist er aufgefordert, sich zu sammeln und einmal mehr in seine Rolle als wohlwollende Autorität zu schlüpfen, sich zu seiner Klasse umzudrehen und zu sagen: »Kinder, genug! Beruhigt euch, setzt euch, es ist Zeit, sich zu konzentrieren!«

Der Schauplatz Klassenzimmer verkörpert die große Herausforderung, mit der wir alle konfrontiert sind – frei nach unserem Herzen zu leben und dennoch mit den praktischen Anforderungen des täglichen Lebens umgehen zu können.

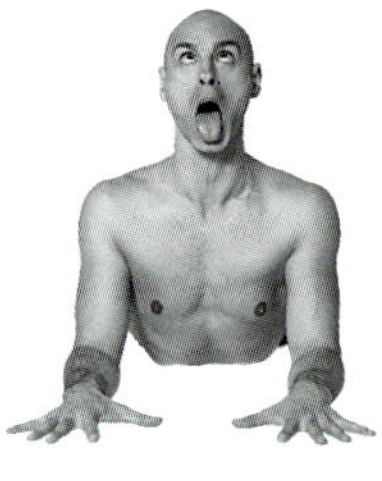

Blick nach oben zwischen die Augenbrauen richten

Mund weit öffnen, Zunge rausstrecken und wie ein Löwe brüllen

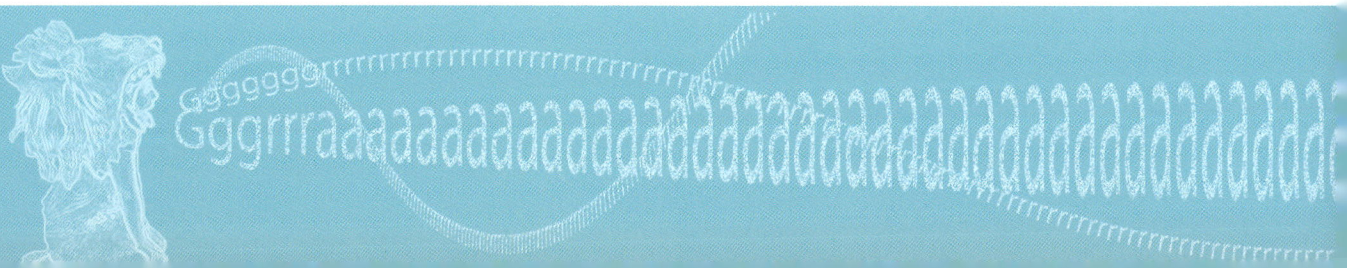

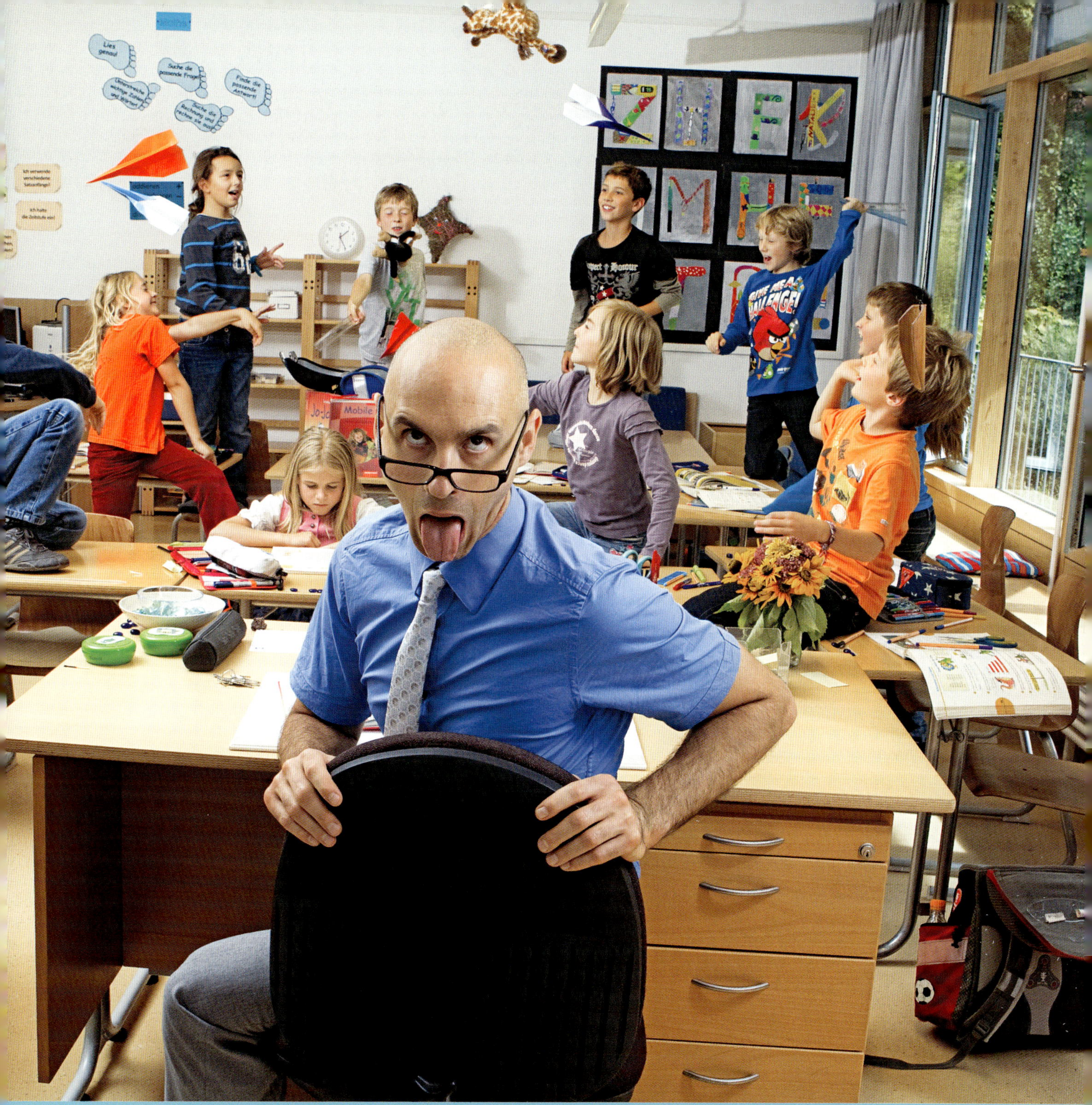

Adler

Garudasana

Wie einem Cocktail-Shaker ohne Deckel entflieht unserem Dasein oft die Schmackhaftigkeit des Lebens. Die Anerkennung oder Geringschätzung anderer kann uns so zerstreuen, das Chaos um uns herum uns so überwältigen, dass wir vergessen, wo wir wirklich stehen und was uns wirklich bewegt. Yoga kann uns zurück zu unserer Mitte ziehen, sodass wir uns aus uns selbst heraus entwickeln können. Es hilft uns dabei, unsere Lebensenergie so zu konzentrieren, dass sie unseren Reifeprozess befeuern kann.

In der Adler-Pose sammeln wir uns innerlich, um uns nach außen entfalten zu können. Sie verkörpert die Selbstbeschränkung, die wir brauchen, um uns frei zu machen. Wir schlingen unsere Arme und Beine eng um unsere eigene Achse und konzentrieren so unser Bewusstsein auf den Kern unseres Daseins. Wir entwickeln einen scharfen »Innenblick«, ein inneres Adlerauge.

Die Welt um uns – und unsere eigene Leichtgläubigkeit – verführen uns ständig mit den neuesten exotischen Drinks und garantierter Coolness. Im Vergleich zu diesen schnellen Glücksversprechen erscheint uns unsere innere Welt leicht als einsamer Samstagabend zu Hause, ohne Fernsehen, E-Book oder Smartphone. In Wirklichkeit sind diese leeren »Lifestyle-Narreteien« eine Kompensation für fehlende spirituelle Erfüllung, ein Ersatz für den natürlichen Rausch, der von Liebe, Nähe und Zugehörigkeit verursacht wird.

Von außen betrachtet kann dieser natürliche Rausch langweilig wirken. Er ist nicht hollywoodtauglich, verkauft sich nicht gut und sieht nicht halb so spektakulär aus, wie er sich anfühlt. Und doch ist es gerade dieser Cocktail aus in uns verborgenen Spirituosen, der uns Erfüllung verschafft. Alles andere ist von kurzer Dauer und hinterlässt nur einen Kater.

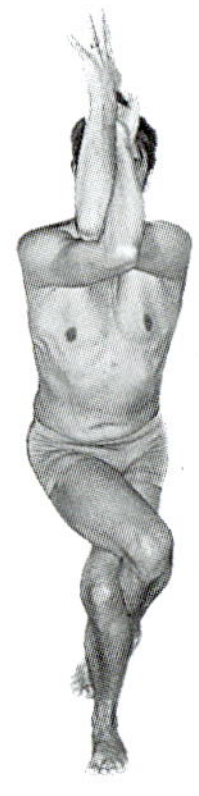

Schulterblätter auf den Rücken ziehen, Unterarme und Hände zusammendrücken

Becken erden

Beine ineinander pressen

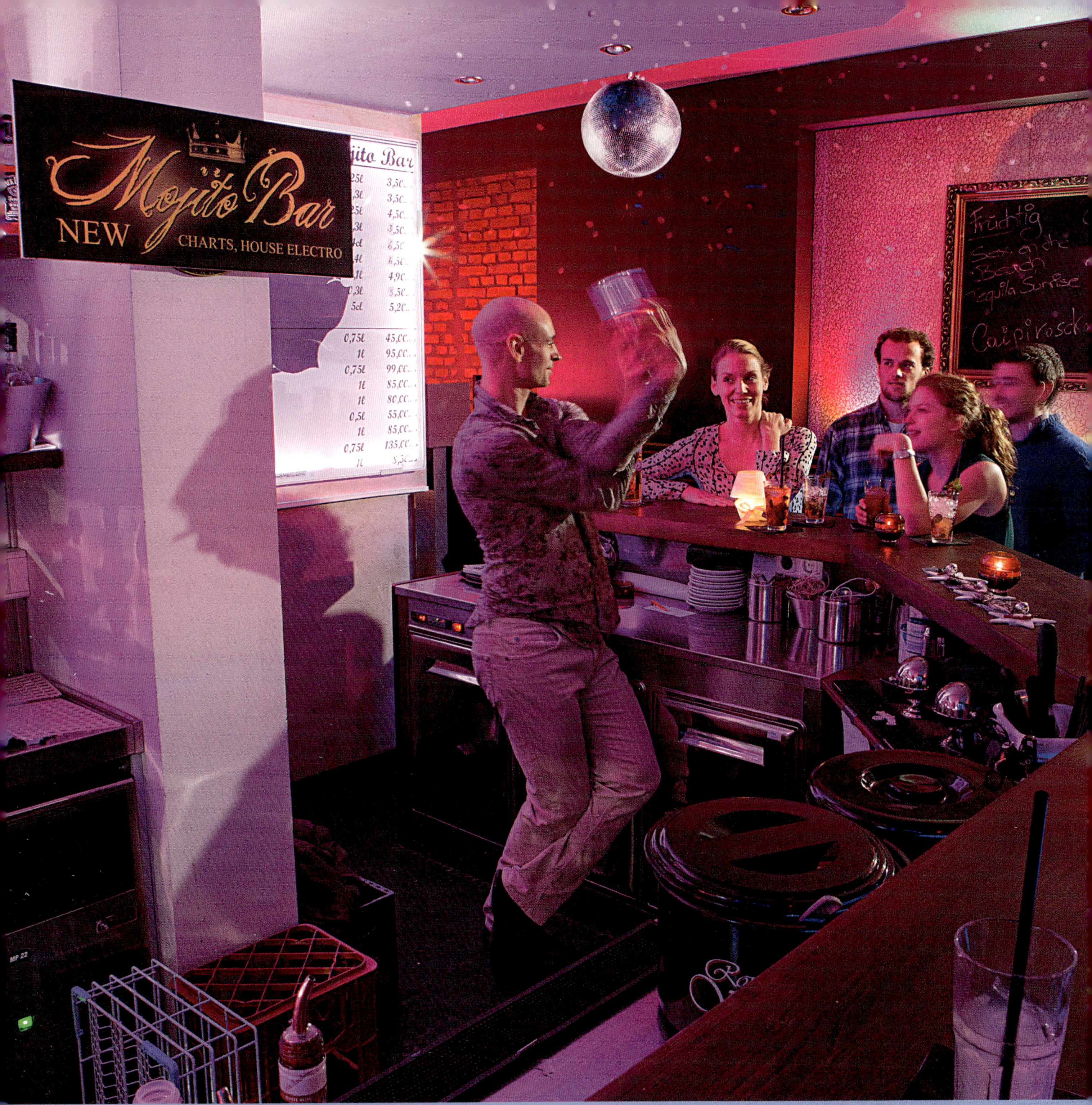
Mojito Bar
NEW
CHARTS, HOUSE ELECTRO
Fruchtig
Sex on the Beach
Tequila Sunrise

Handstand

Adho Mukha Vrksasana

Handstand ist Veränderung ...

Veränderung erneuert tief in uns eingeschriebene Verhaltensmuster. Wie in einem Behälter mit natürlichem Saft setzt sich auch unser »Fruchtfleisch« am Flaschenboden ab. Wenn wir auf den Händen stehen (und in Umkehrhaltungen generell) wird der Bodensatz in uns aufgewühlt, der Teil in uns, der am liebsten auf ewig gleich bliebe. »Gut schütteln ...« gilt nicht nur für Saft. Wenn wir die Dinge durcheinanderschütteln, erneuern wir unsere Verbindung mit dem, was für uns wirklich von Bedeutung ist.

Im Adho Mukha Vrksasana (umgekehrte Baum-Pose) verkehren wir das normale Oben und Unten, den Zustand der Verwurzelung und des Emporwachsens ins Gegenteil. Diese Umkehrung erdet uns in den »entwurzelnden«, aufwühlenden Momenten im Leben und lässt uns über der Schwere des Alltags schweben. Gelingt es uns, angesichts von Chaos, Veränderung und Stress ruhig zu bleiben, so eröffnet uns dies mehr Möglichkeiten. Wir müssen weder daran festhalten noch davon abgestoßen sein, wie die Dinge sind. Stattdessen können wir bewusste, kluge Entscheidungen treffen, frei von Angst oder Faulheit, Zu- oder Abneigung. Diese Wahlmöglichkeit verhilft uns zu mehr Selbstbewusstsein und verfeinert unser Vermögen uns dem Auf und Ab des Lebens anzupassen.

Die erfrischende, aber auch verwirrende Wirkung eines Handstandes sollte nicht unterschätzt werden. Selbst erfahrene Yoga-Schüler fühlen sich in dieser Pose oft überfordert, wenn sie zum Beispiel aufgefordert sind, ihre Zehenballen nach oben zu strecken. »Wo ist oben?« ist häufig die Frage. Dieser »innere Aufruhr« kann uns an die Grenzen des Vertrauten bringen. Indem wir auf unbekanntem Terrain wandeln, lernen wir, in einer sich ständig verändernden Welt zuhause zu sein.

Mit Übung, Geduld und Offenheit kann sich sogar in banaler Haushaltstätigkeit die Möglichkeit bieten, unsere festgefahrenen Muster aufzulösen und uns der Veränderung hinzugeben.

Zehenballen nach oben strecken

Tailleseiten Richtung Rücken ziehen

Brust nach unten strecken

Finger fest in den Boden drücken

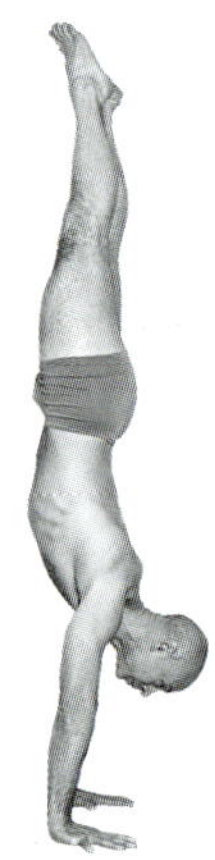

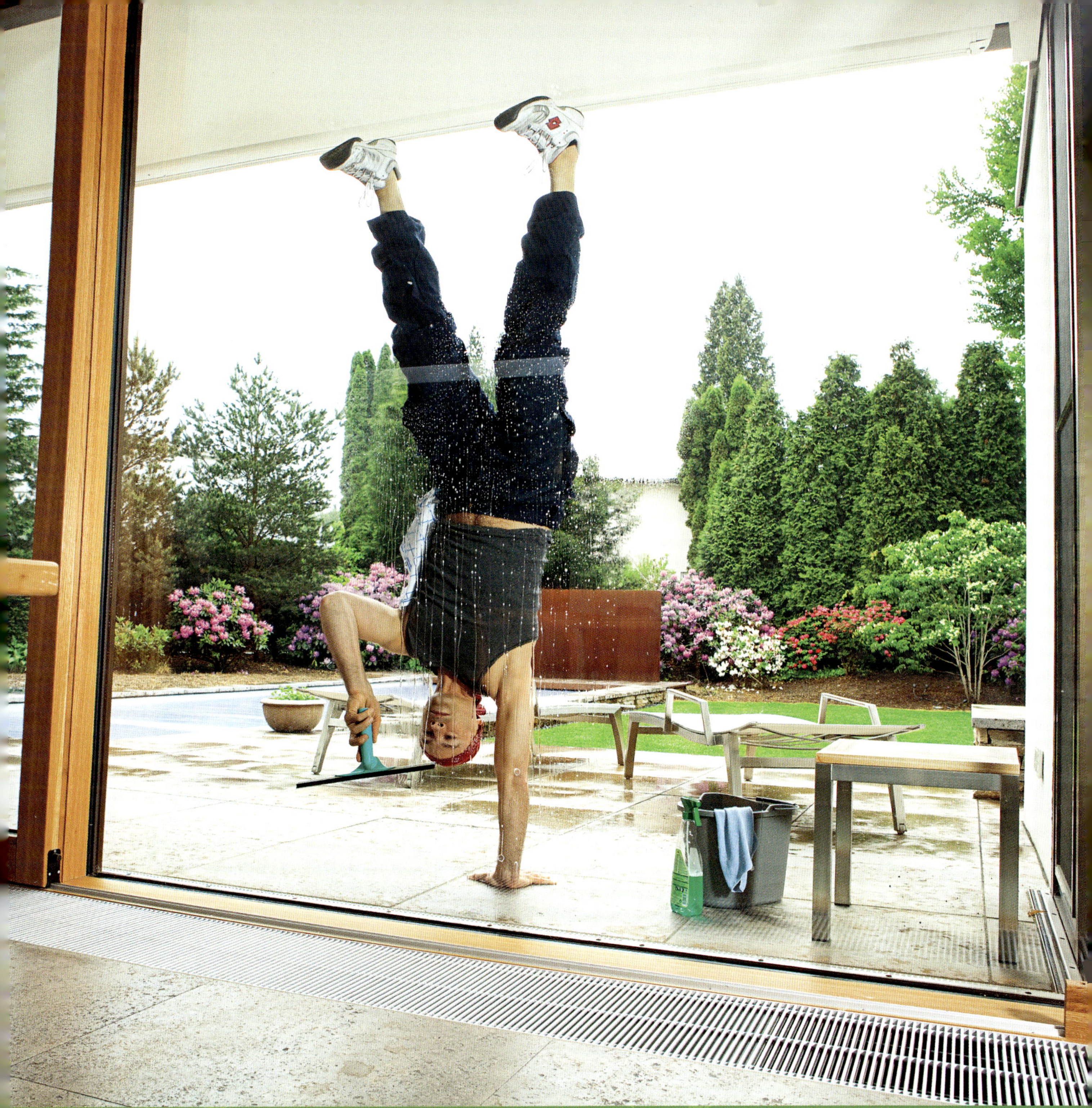

Tänzer

Natarajasana

Unser Model ist in Wirklichkeit gar kein Skater. Im Gegenteil, bei genauem Hinsehen kann man zwei Kieselsteine erkennen, die die Räder seines Boards sichern. Ja, er täuscht den Betrachter. Er hat improvisiert, abgeschaut und ist so einige Male gefallen ... Er hat mit der Schwerkraft getanzt, der Unberechenbarkeit des Skateboards und den Grenzen seines Anfängerkönnens.

Wie Anfänger auf jedem Gebiet neigen wir auch beim Yoga dazu, uns zuerst auf die Technik zu konzentrieren. Es ist ein natürlicher Teil des Lernprozesses, uns so sehr anzustrengen, um perfekte Virtuosität zu erreichen, dass wir die Dynamik des Moments blockieren, die uns in unserer Aktion unterstützen könnte. Wie ein Anfänger beim Tanzunterricht vergessen wir manchmal, auf die Musik zu hören und uns von ihrem Rhythmus tragen zu lassen. Mit wachsender Erfahrung ist in unserer Yoga-Praxis weniger Denkanstrengung notwendig, wir bewegen uns mehr aus einem Gefühl heraus als aufgrund unseres Wissens. Zunächst bemühen wir uns, gewisse Fähigkeiten zu erwerben, nur um sie dann wieder zu »vergessen«. Stattdessen erlauben wir der Kraft der Natur, des Atems, der Musik oder was immer uns inspiriert, uns zu leiten. Wie der Skater in Gelb lernen wir, den Schwung der Abfahrt zu nutzen, um uns über die nächste Hürde tragen zu lassen.

Gelingt es uns, unsere Anstrengungen über Bord zu werfen und uns mehr treiben zu lassen, so können wir lernen, mit dem Leben zu tanzen, anstatt mit ihm zu ringen. Dieser Tanz mit dem Leben gibt uns die Möglichkeit, uns selbst zu vergessen und Teil des Ganzen zu werden. Er vereinigt Subjekt und Objekt, Sehenden und Gesehenen, dich und mich – er ist Ausdruck des Göttlichen in allen Dingen.

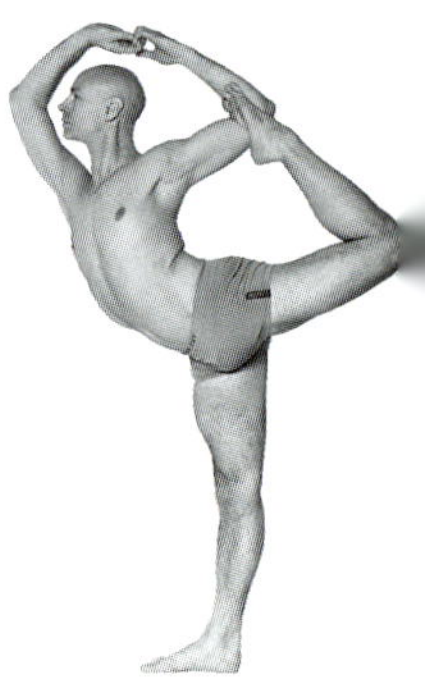

Schulterblätter auf den Rücken ziehen

Brust nach vorne oben strecken

Steißbein nach unten ziehen

Spielbein dreht ein

Standbein: Oberschenkelkopf nach hinten ziehen,
Schienbein nach vorne

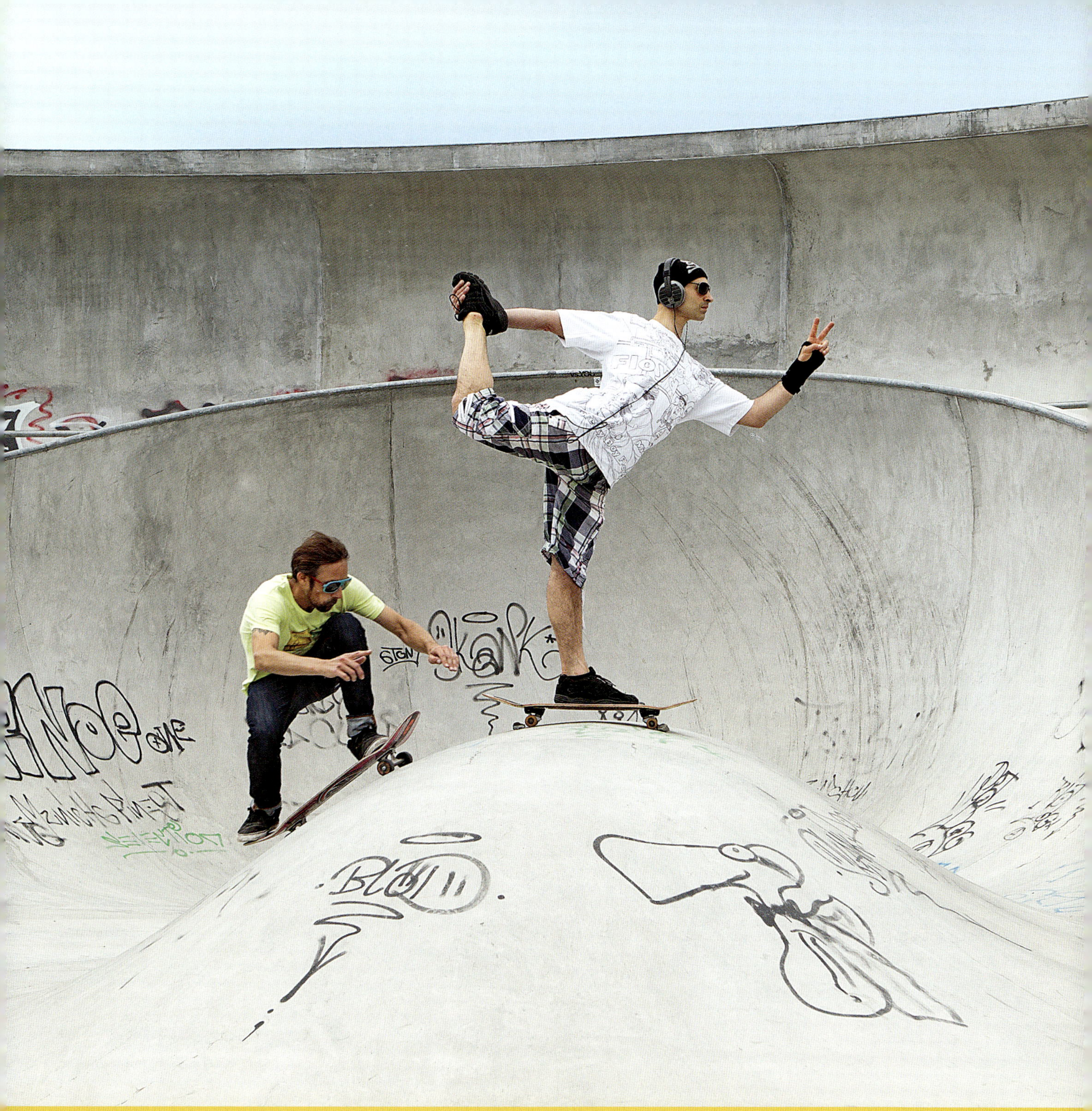

Affengottpose

Hanumanasana

Der Affengott Hanuman wird in der indischen Mythologie als großer Krieger mit übermenschlichen Fähigkeiten beschrieben. Ähnlich wie die Helden westlicher Kulturen bekämpfte er tapfer seine Feinde und rettete durch kluge List Jungfern in Not. Die Affengottpose versinnbildlicht Hanumans phänomenalen Sprung von Indien nach Sri Lanka, wo er die entführte Prinzessin Sita rettete. Hanuman war ein »Affe mit Auftrag«.

So wie Hanuman seine Berufung spürte und den Ozean übersprang, so müssen auch die heutigen Helden des Alltags häufig einen Spagat meistern, um ihren Platz im Leben zu finden. Die rapiden Veränderungen der modernen Zivilisation verlangen eine ständige Erweiterung und Erneuerung sozialer Rollen. Eine toughe Geschäftsperson und gleichzeitig ein sorgender Elternteil zu sein ist nicht länger ein unüberwindbarer Gegensatz, sondern eine, wenn auch nicht immer einfache, lösbare Aufgabe. Was einst als unnatürlich galt, ist alltäglich geworden.

Dementsprechend erforschen wir auch im Yoga das weite Spektrum unseres Selbst. Wir loten nicht nur die Grenzen unserer körperlichen Kraft und Flexibilität aus, sondern erfahren auch etwas über die Neigungen unseres Geistes und die Natur unserer Psyche. Die Konfrontation mit der extremen Körperhaltung in Hanumanasana gleicht einem Tauchgang in die Tiefen unserer Existenz. Diese Selbsterforschung gibt uns ein umfassendes Bild davon, wer wir sind und wie wir uns zu sein wünschen.

Uns selbst besser zu kennen verleiht uns die Überzeugung, die wir brauchen, um den größten aller Sprünge zu wagen – uns unserem wahren Selbst zu ergeben. Er erlaubt uns, hinter persönliche und gesellschaftliche Erwartungen zu blicken und uns einzig vom Verlangen unseres Herzens leiten zu lassen. Nicht von momentanen Anwandlungen und Gelüsten, sondern von unserer tiefsten Sehnsucht, dem, was uns alle verbindet. Auf diese Weise kann es uns gelingen, unsere persönliche Motivation in den Dienst des menschlichen Miteinanders zu stellen. Damit verbindet sich unser individuelles Verlangen mit einem höheren Gut. Im besten Falle wird uns wie Hanuman unsere Bestimmung im Leben klar und führt uns zu einer »dharmischen« Lebensweise, einer Erfüllung unserer Berufung und damit zum ehrlichsten Ausdruck unserer göttlichen Natur.

Hintere Zehen in den Boden drücken

Beine zueinanderziehen,
bis die Hüfte quadratisch ausgerichtet ist

Schienbeine isometrisch zur Mattenmitte ziehen,
Rückseiten von Oberschenkel und Becken weiten

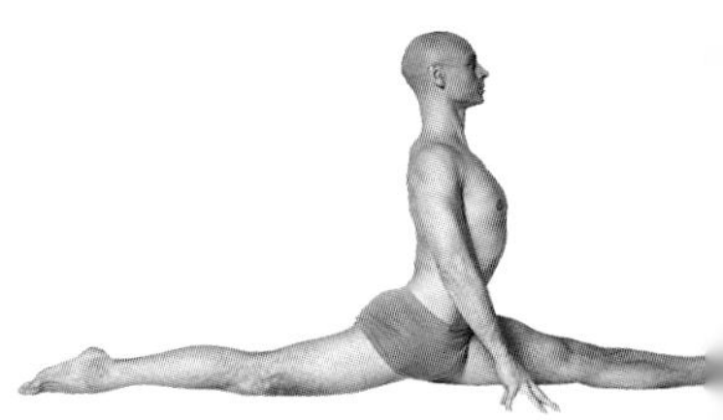

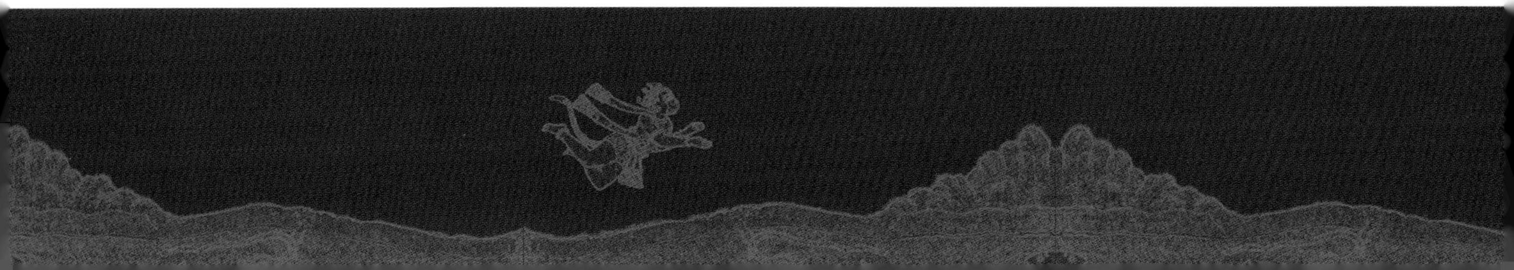

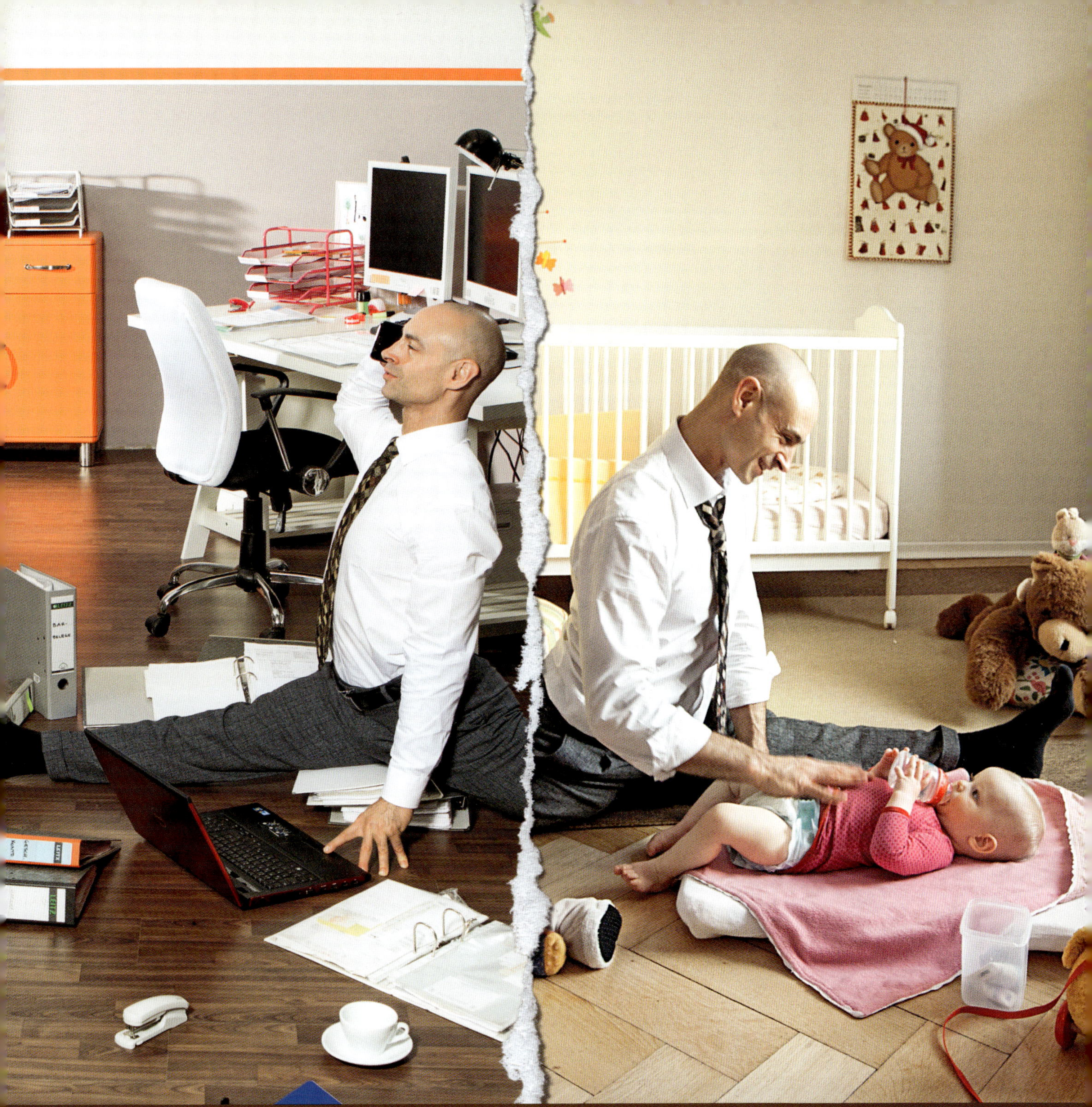

Kamel
Ustrasana

Es gibt viele Arten von Wissen: Wir können Informationen in einem Buch nachschlagen. Wir können experimentieren und sehen, was passiert. Wir können etwas am eigenen Leib erfahren und Erkenntnisse aus diesem Erlebnis gewinnen. Wir können unser Wissen im Feuer einer Debatte austesten. Wir können uns auf Allgemeinwissen verlassen und daraus logische Schlussfolgerungen ziehen. Wissen kann sogar in unsere Gene eingebettet sein, so wie unsere Fähigkeit zu gehen, zu rennen oder zu klettern. Im Yoga machen wir von all diesen Wissensquellen Gebrauch und forschen außerdem in unserer »inneren Bibliothek«: nach dem angeborenen Wissen, zu dem wir erst durch Selbsterkenntnis Zugang finden.

Diese Erkenntnis führt uns zum Ursprung experimentellen Verstehens: Es ist eine Kenntnis, die wir erspüren und erahnen. So wie ein Atom dieselbe Basisform besitzt wie sein Sonnensystem und eine einzige Zelle die Genetik des gesamten Organismus enthält, so weist unsere Innenwelt dieselben Strukturen wie unsere Umwelt auf. Der Austausch zwischen diesen beiden erzeugt einen stimmigen »Klang«. Nicht aus Wunschdenken, sondern weil wir, wie beim Ausklang einer musikalischen Phrase, die Vollkommenheit und Harmonie seiner Struktur heraushören. Wir können uns selbst als Teil des großen Ganzen wahrnehmen.

Die Kamel-Pose verkörpert eine Öffnung des Herzens und der Sinne für ein Wissen jenseits von Worten. Nach der Rückbeuge ins Ungewisse sehen wir oft klar, wie es weiter zu gehen hat. Zudem funktioniert unsere angeborene Empfindsamkeit wie ein Staubwedel: Sie entstaubt den begrenzten Blick rationalen Denkens und erlaubt uns ein Verständnis jenseits eindimensionaler, vorgefertigter Betrachtungsweisen. Wir entdecken etwas, von dem wir nicht wussten, dass wir es haben, ein mysteriöses, nicht zu benennendes Wissen hinter dem Wissen – Weisheit.

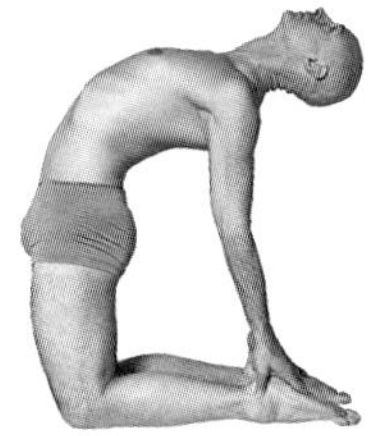

Nacken bleibt lang

Brust nach oben wölben

Innenseiten der Oberschenkel nach hinten ziehen, Steißbein nach unten

Schienbeine zueinander ziehen, Zehen in den Boden drücken

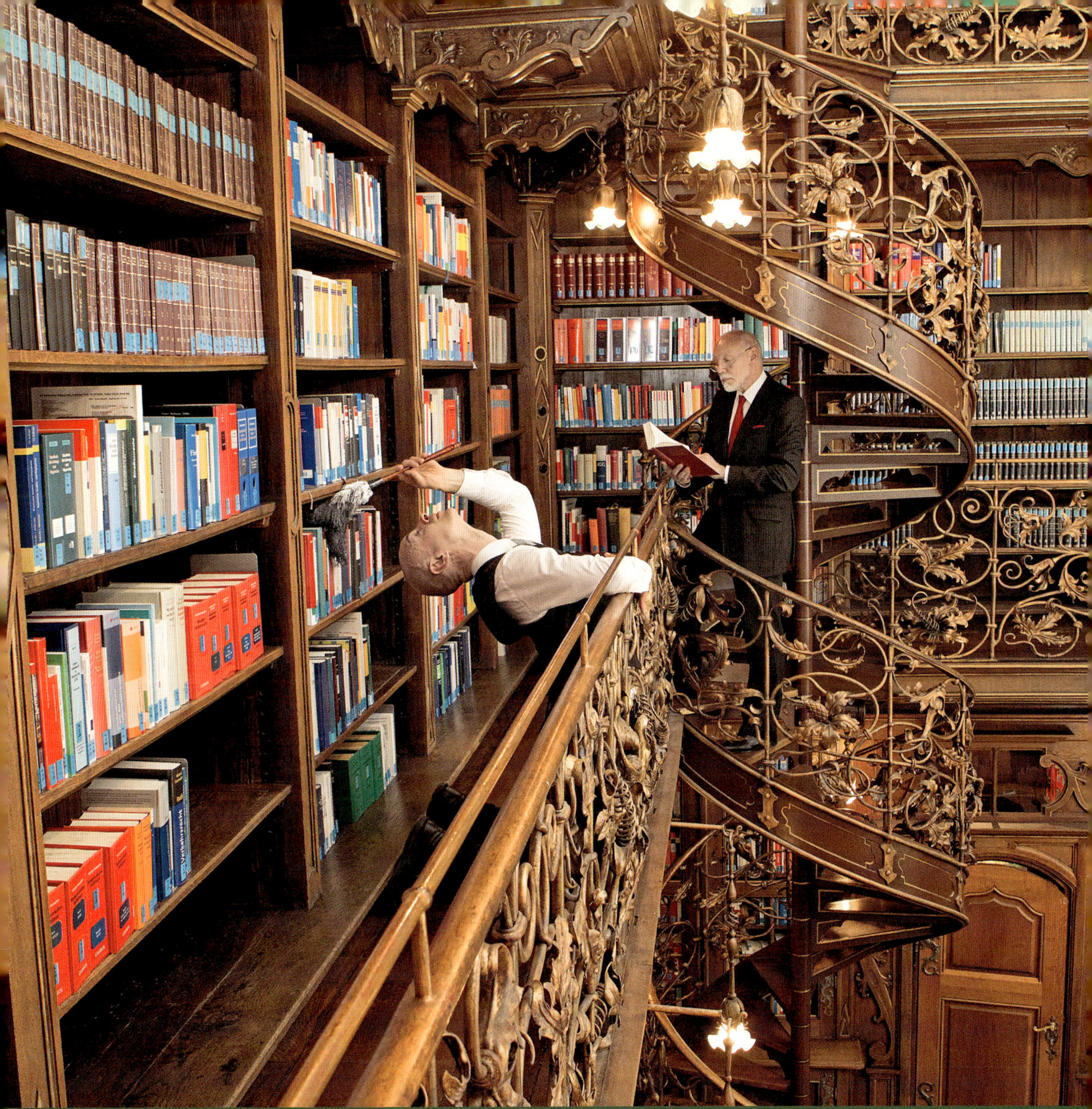

Große Brücke
Urdhva Dhanurasana

Wörtlich übersetzt bedeutet Urdhva Dhanurasana nach oben gerichteter Bogen. Die Pose wird auch Rad oder »Große Brücke« genannt. Ich habe letztere Bezeichnung gewählt, da sie eine schöne Metapher für ihren befreienden Charakter ist.

Wenn wir uns in einem »Entweder-oder«-Konflikt glauben und zu wissen meinen, dass es nur einen richtigen Weg gibt und wir daher eine Entscheidung treffen müssen, so verursacht diese Perspektive ein beengendes Gefühl. Indem wir eine Brücke zwischen scheinbaren Gegensätzen schlagen, eröffnen sich uns maximale Möglichkeiten. Diese vereinende Qualität ist Rückbeugen und ihrer herzöffnenden Natur eigen. Der verbindende Effekt von Rückbeugen schlägt einen Bogen zwischen Geist und Herz, zwischen unserem schwachen und unserem höheren Selbst ... und verschafft uns eine so reine Zufriedenheit, wie sie dem Spiel von Kindern innewohnt.

Die Fähigkeit zu staunen, unseren Zweifel zu überwinden und die wunderbare Schönheit puren Seins zu erfahren ist die natürliche Gabe der Kindheit. Wenn wir Glück haben, finden wir als Erwachsene zurück zu diesem reinen Bewusstsein. Mit dem Öffnen des Herzens, sowohl physisch (z. B. in der Brücke) als auch energetisch (staunen), kann die Süße des Kindseins zurückkehren und sich mit der Weisheit einer weit gereisten Seele verbinden.

Kindlichkeit wird oft als unreif angesehen. Sie ermöglicht jedoch die Offenheit für Erfahrungen jenseits logischen Denkens, für die »Realität hinter der Realität«. Und dies bedeutet nicht etwa, naiv oder leichtgläubig zu sein. Es ist sehr wohl möglich, sowohl empfänglich für das Unbekannte zu sein als auch unmittelbar und klar die Realität zu sehen. Tatsächlich ist dies die Grundlage für ein glückliches Dasein – ein Haus mit festen Mauern und einer Tür zum Herzen.

Schienbeine isometrisch zueinanderziehen, Oberschenkelrückseiten weg voneinander

Brust und Steißbein voneinander wegziehen

Schulterblätter zusammen und auf den Rücken ziehen

Achselhöhlen zurückziehen

Finger fest in den Boden drücken

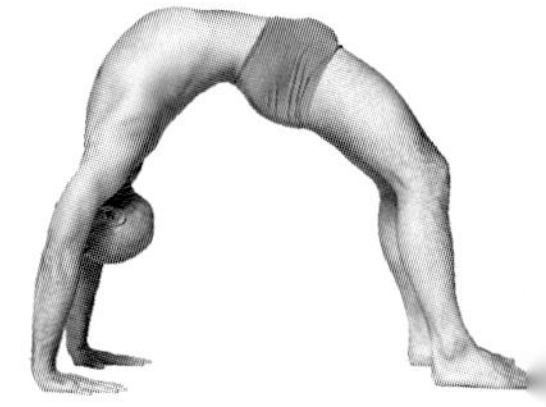

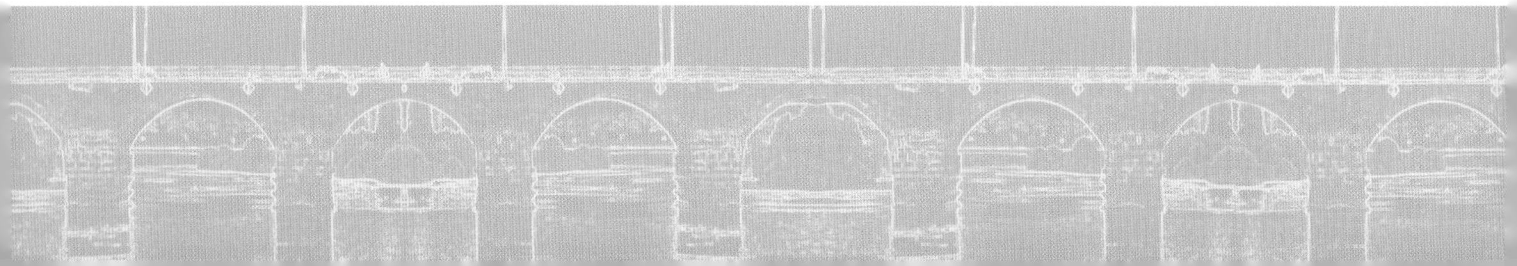

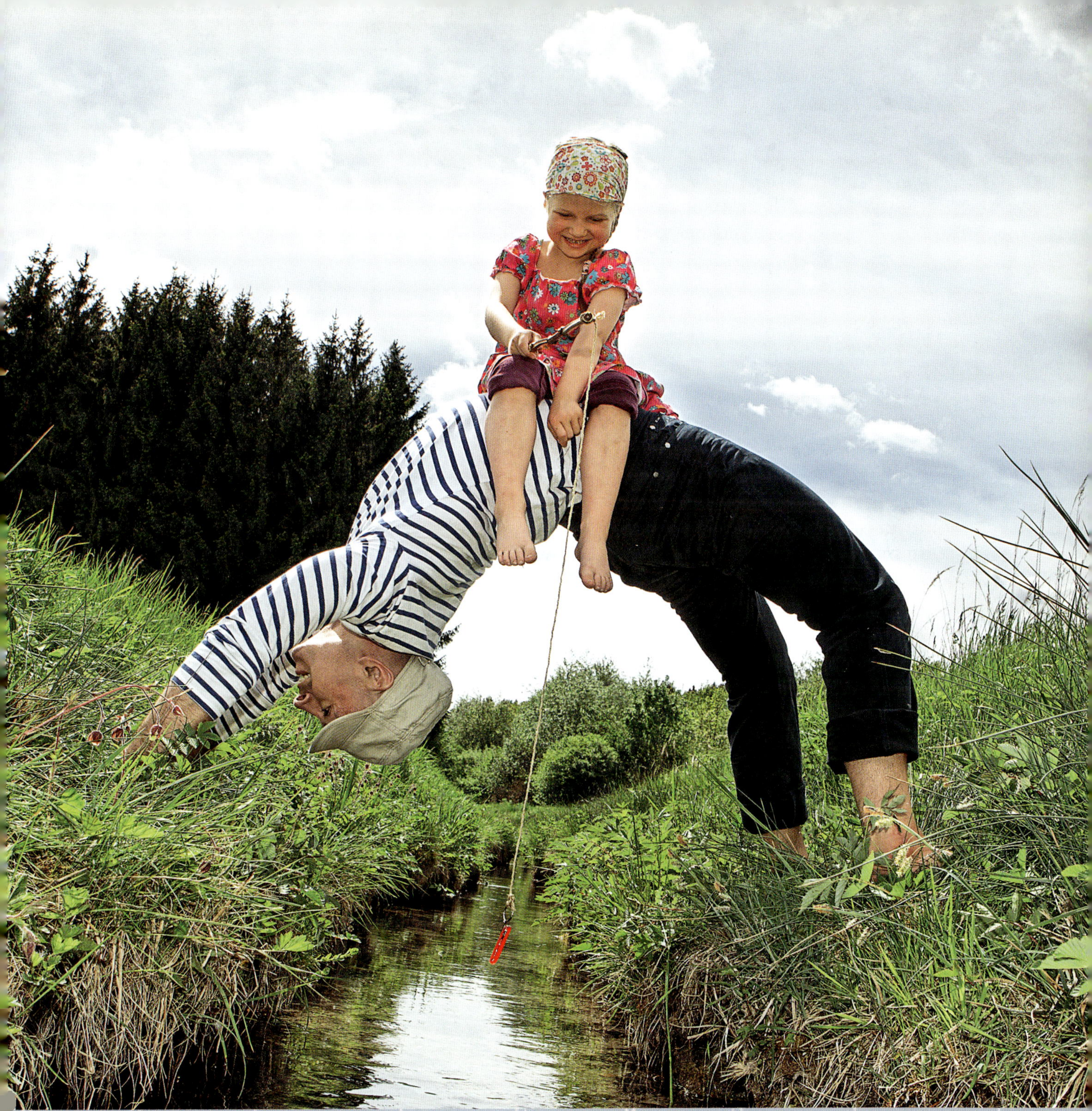

Drehsitz

Ardha Matsyendrasana

Gegen Ende einer Yoga-Praxis werden sowohl die Asanas als auch unsere Bewegungen weicher und entspannter. Wir gleiten von der Aufwärmung in eine Phase der Abkühlung. Die Positionen können länger gehalten werden, unsere Gedanken entwirren sich und der Geist richtet sich auf unser Zentrum und das »einfach Sein«.

Aus anatomischer Sicht haben wir kein Körperzentrum. Weder ein bestimmtes Organ noch eine Muskelgruppe oder Skelettstruktur können als der Mittelpunkt unseres Körpers gelten. Im yogischen Verständnis ist die zentrale Achse des Körpers eine Empfindung, ein höheres Bewusstsein. Dieses Bewusstsein wird durch Bewegung erlangt, besonders durch spiralartige Bewegung um unsere vertikale Achse. Durch diese bewusste, extensive Drehung wird unsere Mitte zugänglich und greifbar.

Die Außenwelt bietet uns ununterbrochen Ablenkungen, sowohl wundervolle (siehe die Joggerin rechts) als auch schreckliche (wirf einen Blick in die Zeitung). Wie leicht lassen wir uns von den süßen oder giftigen Geschehnissen der Realität verführen oder abstoßen. Diese Ablenkungen des täglichen Lebens sind aber notwendig, um zu lernen, unsere Aufmerksamkeit nicht nur um die oberflächlichen Formen von Glück kreisen zu lassen. Stattdessen hilft uns die yogische Praxis, die göttliche Natur hinter der Sexiness und Brutalität der Welt zu erkennen und zu einer tieferen Zufriedenheit zu gelangen – spirituellem Bewusstsein.

Fühlen wir uns unzentriert, unglücklich und unerfüllt, so leiden wir oft unter Selbsttäuschung, einer Art von Amnesie, die uns unsere Seele vergessen lässt. Wenn wir dagegen unsere Mitte finden, so erkennen wir, dass das Leben mehr bedeutet, als wir mit den Augen sehen können. Wir entwickeln »Buddha-Augen«, halb geöffnet, halb geschlossen, sowohl nach außen als auch nach innen blickend.

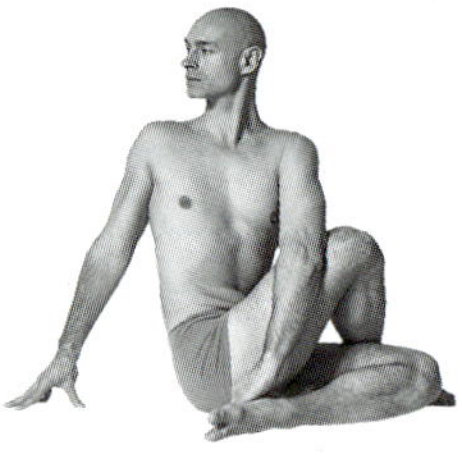

Kopf über Wirbelsäule ausbalancieren, weicher Blick

Becken in den Boden schrauben, Brustkorb und Kopf in die entgegengesetzte Richtung

Beine leicht zueinanderziehen

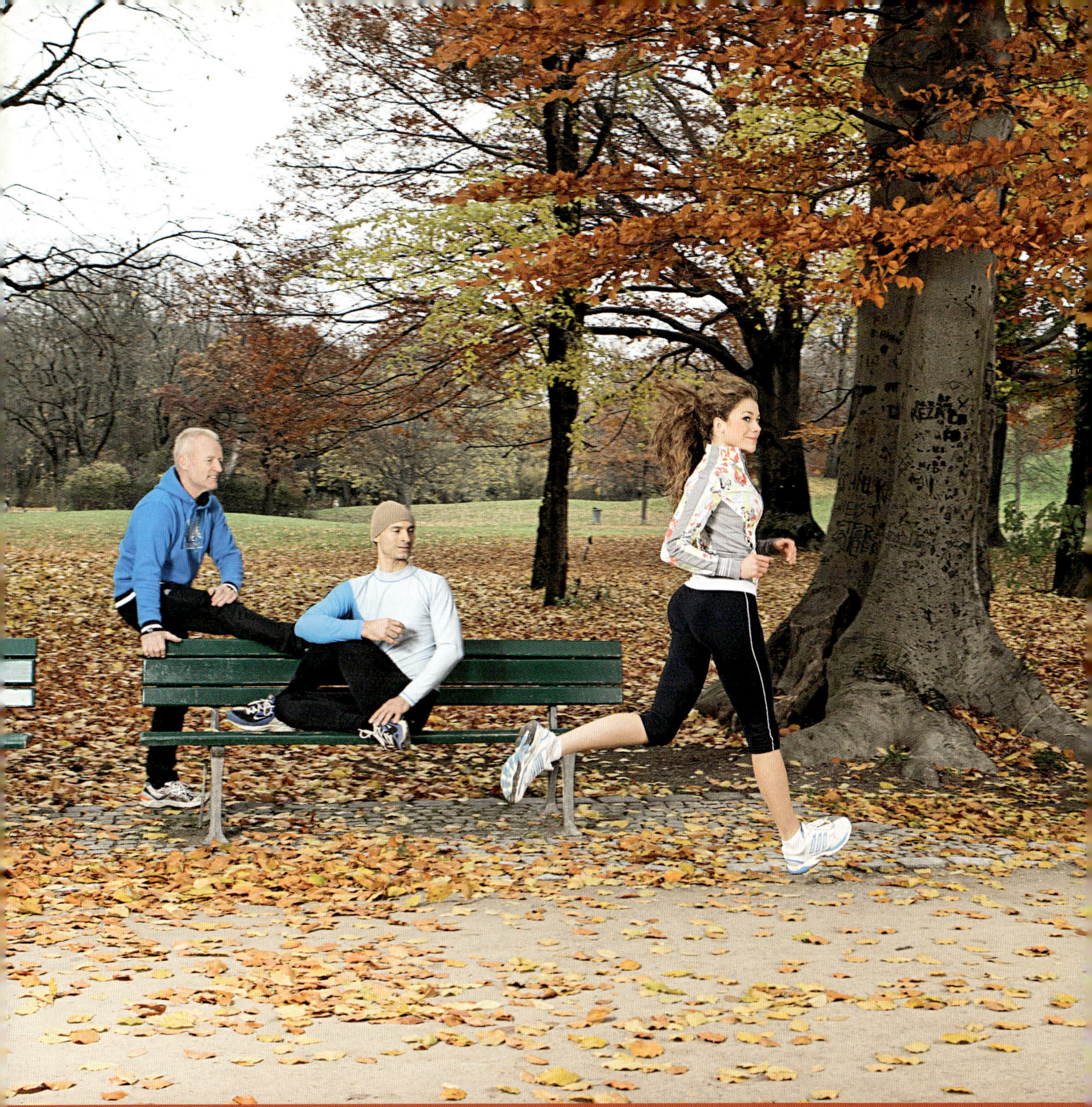

Kopfstand

Salamba Sirsasana

Diese Umkehrhaltung macht uns die Notwendigkeit von Ruhe, Ausgeglichenheit und Balance bewusst, auch und gerade wenn alles »Kopf zu stehen« scheint.

Als fortgeschrittene Asana setzt der Kopfstand eine präzise Koordination der Schultern und Arme voraus, um effektiv und gesund ausgeführt werden zu können (bei Anfängern sollte das Hauptgewicht von den Unterarmen getragen werden, um Druck auf den Nacken zu vermeiden).

Indem wir versuchen, auf Armen und Kopf Balance zu finden, fördern wir die vertikale Ausrichtung unseres Körpers. Im Alltagsleben tendiert der Oberkörper zu Passivität. Sackt der Rumpf zusammen, spüren wir Druck auf Nacken, Schultern, unterem Rücken und Hüften. Der Kopfstand verkehrt diese Tendenz ins Gegenteil, indem er Armen und Torso nicht nur unmittelbare Kraft und Stabilität, sondern jene Art eines kontinuierlichen Muskeltonus abverlangt, den man den ganzen Tag lang halten könnte. Anstatt die große, äußere Muskulatur anzustrengen, wird die subtile, tiefliegende Muskulatur aktiviert, der Körper vom Zentrum aus verlängert und damit Stabilität ermöglicht.

Indem der Oberkörper die Füße als Standbasis ersetzt, trägt er plötzlich deutlich mehr Verantwortung für seine Festigkeit und sein eigenes Wohlbefinden. Kehren wir die Sanduhr in uns wieder um (zurück auf die Füße), empfinden wir eine Frische in der wiedergewonnenen Normalität. Normalität ist dann kein vorgegebenes Muster mehr, sondern ein Prozess, den wir gestalten können. Diese ständige Erneuerung und Auffrischung unserer Wahrnehmung ist das yogische Projekt – die Baustelle des Lebens.

Fersen zum Himmel strecken

Bauch nach innen saugen, unteren Rücken verlängern

Schulterblätter auf den Rücken ziehen

Leichte Lordose des Nackens (Innenkrümmung)

Handgelenke und Unterarme fest in den Boden drücken

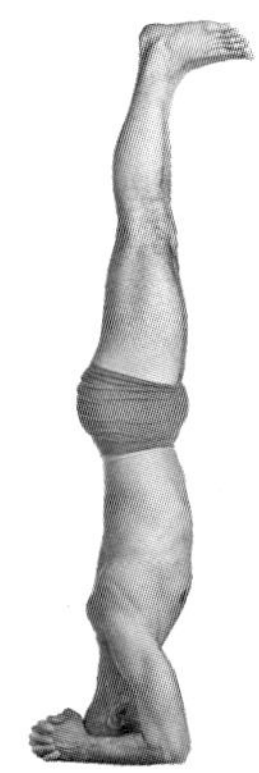

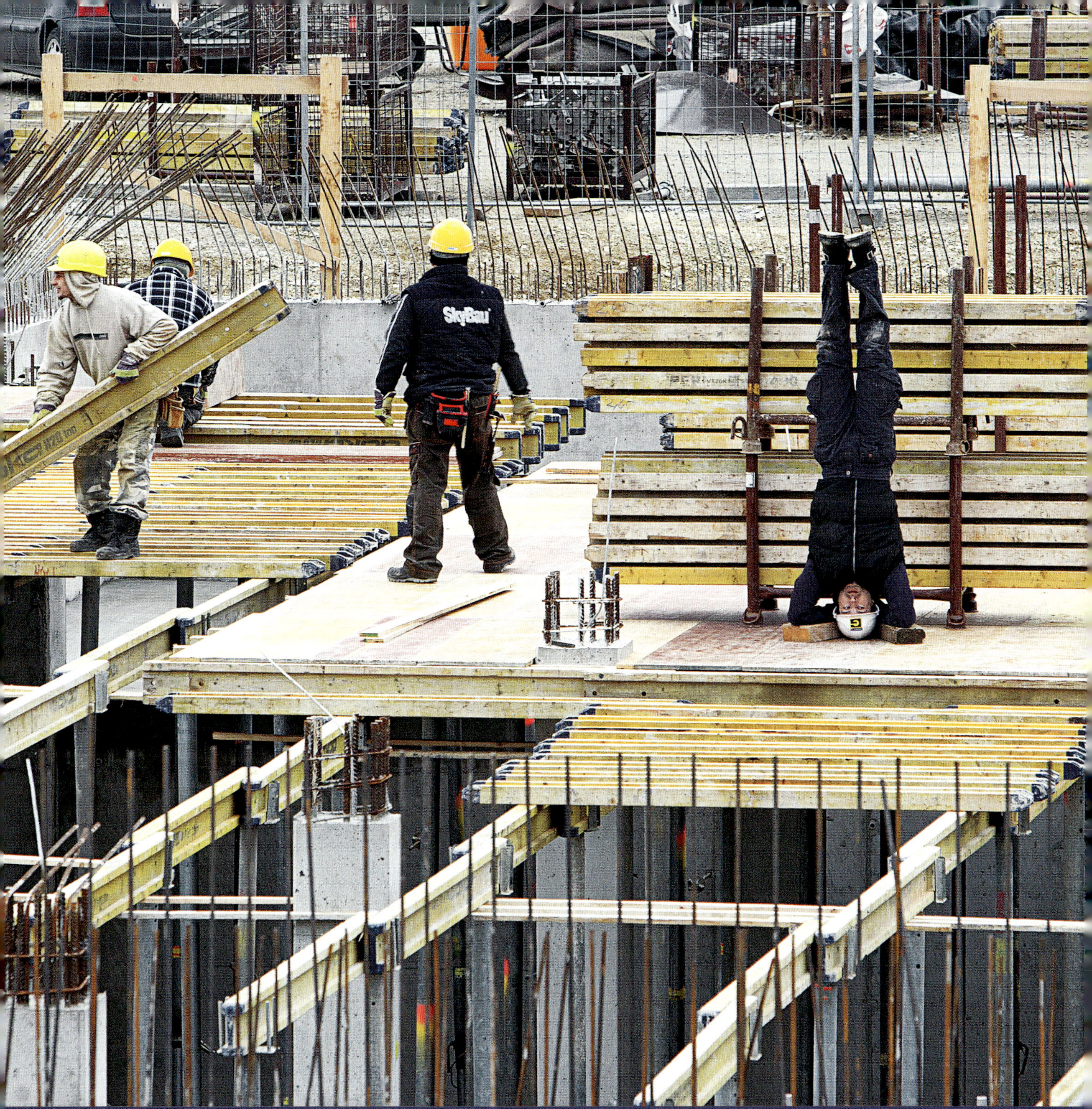
SkyBau

Geschlossener

Winkelsitz

Baddha Konasana

So wie ein Bauer sich auf die Sonne und den Regen, die Jahreszeiten und den Erdboden verlässt, um sein Korn anzubauen, so müssen wir auch im Yoga auf die Natur vertrauen, um unsere Praxis wachsen zu lassen. Als Anfänger formt man lediglich Posen. Irgendwann wird die Pose jedoch ein Ausdruck unseres Selbst werden. Es ist wie mit der Saat des Bauern: Er muss sie pflanzen, düngen und bewässern, letztendlich ist es jedoch die Natur des Samenkorns, die das eigentliche Blühen und Wachsen ermöglicht. In ganz ähnlicher Weise liegt die »Genetik« der Asanas in uns selbst.

Das Leben eines Bauern ist von harter Arbeit gezeichnet, er benötigt jedoch auch Geduld in der Erwartung des Reifens seiner Felder. In gleicher Weise verbinden wir im Yoga passive und aktive Qualitäten miteinander. Unsere Kräfte einzuteilen, unseren Sinn für Humor zu behalten und ruhig zu bleiben, selbst wenn wir uns an den Grenzen unserer Belastbarkeit befinden. Gelingt uns dies, so werden wir auch bei anstrengender Übung ein Urlaubsgefühl empfinden (unser Bauer scheint Experte darin zu sein). Mit jedem Austesten unserer Grenzen, seien es physische, mentale oder emotionale, entwickeln wir diese Fähigkeiten ein wenig mehr. Baddha Konasana ist eine ähnliche Herausforderung: Es erfordert Loslassen unter Spannung, ruhende Wachsamkeit und furchtlose Demut.

Es ist »Erntezeit« in unserer Yogapraxis, wenn wir den Körper bis in die Tiefe aufgewärmt haben und er bereit für die größtmögliche Expansion ist. Dies ist der richtige Zeitpunkt für Baddha Konasana (gegen Ende der Praxis). Für die meisten bedeutet der Winkelsitz eine Menge »ackern«, bevor ihre Arbeit Früchte trägt. Nach ausreichender Aufwärmung, Ausrichtung und Dehnung wird das, was am Anfang nach Folter aussah, eine verblüffend befreiende Wirkung haben.

Das Vergnügen, in frisches Brot zu beißen, mag uns den Prozess vergegenwärtigen, der diese köstliche Erfahrung ermöglicht hat. In ähnlicher Weise spüren wir in Baddha Konasana den wandelnden Effekt von Yoga.

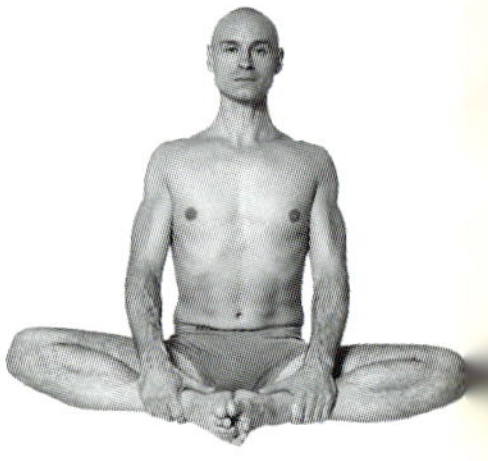

Wirbelsäule verlängern

Unteren Rücken leicht nach innen wölben

Gesäß weiten

Oberschenkel eindrehen,
Kleinzehballen in den Boden drücken

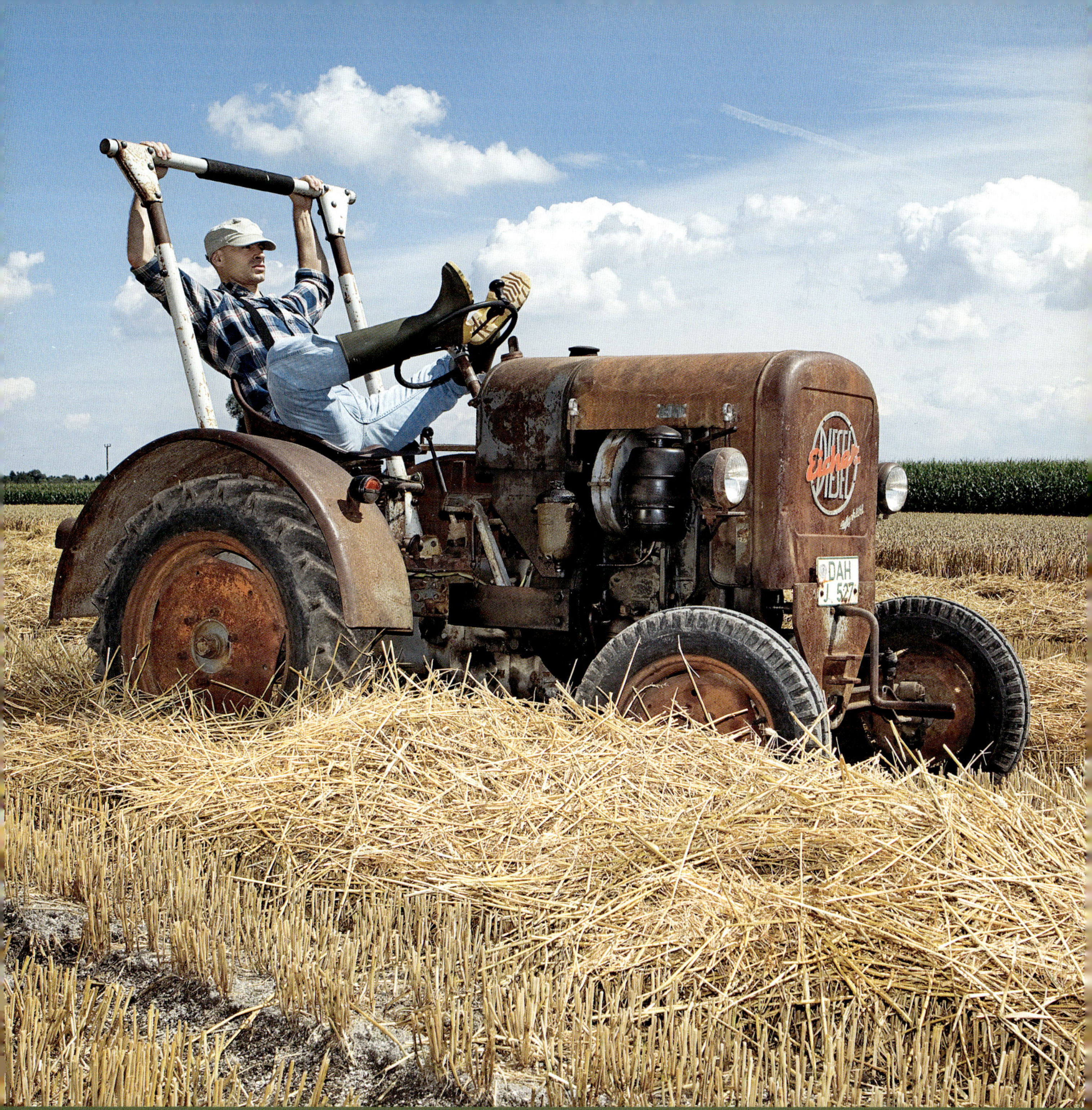
Eicher

Schulterstand

Salamba Sarvangasana

Die Umkehrung unseres Nervensystems im Schulterstand unterstützt das Gleichgewicht zwischen emotionaler und logischer Wahrnehmung. Die buchstäbliche Platzierung unseres Herzen über dem Kopf weckt den King Kong in uns und lässt das oft dominante Rationale unseres Wesens in den Hintergrund treten. Diese Rückbesinnung auf unsere Instinkte führt zu mehr Harmonie zwischen unserem animalischen und unserem analytischen Wesen.

Im »echten Leben« können wir die Verbindung dieser beiden Seiten hervorragend trainieren. Ob wir arbeiten, kochen, auf den Bus warten oder mit den Kindern spielen – uns rückhaltlos auf eine Sache einzulassen und gleichzeitig einen kühlen Kopf zu bewahren ist der Inbegriff des Yoga. Je mehr wir uns diese Fähigkeit aneignen, umso leichter ist es, sich der Dinge sowohl mit Begeisterung wie mit Klugheit anzunehmen. Wie der Vater im Bild können wir uns »zum Affen machen« und dennoch dafür sorgen, dass die Hausaufgaben erledigt werden.

Die gesunde Ausführung dieser Asana verlangt ebenso die Verbindung von Logik und Gefühl. Um Nacken und Schultern zu unterstützen und Gewicht von der Halswirbelsäule zu nehmen, ist eine stabile Basis notwendig. Schultern und oberer Rücken müssen ausreichend flexibel sein. Besondere Aufmerksamkeit sollte der Erdung von Schultern, Ellenbogen und Kopf gelten, um den unteren Nacken und die zentrale Körperachse heben zu können. Diese sorgfältigen Vorbereitungen schaffen die erforderliche Stabilität, sodass der Geist sich entspannen und durchlässig werden kann, aufnahmefähig für einen höheren Seinszustand. Technik und Natur arbeiten zusammen und bringen maximale Flexibilität von Körper und Geist hervor. Der Ingenieur und der Gorilla in uns tun sich zusammen, um uns die größtmögliche Zufriedenheit zu verschaffen.

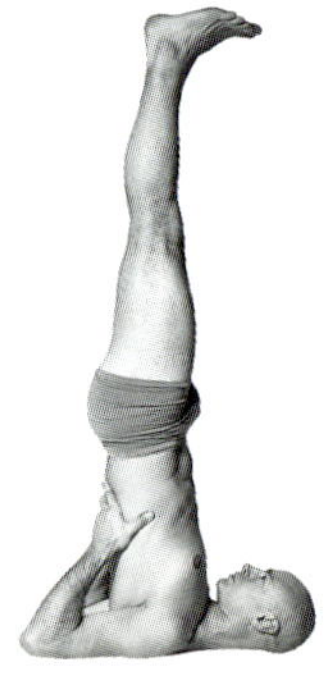

Füße nach oben strecken

Ellenbogen zueinanderziehen

Raum zwischen Kinn und Brust bewahren

Hinterkopf, Ellenbogen und Schultern in den Boden drücken, dadurch hebt sich die Nackenbasis vom Boden

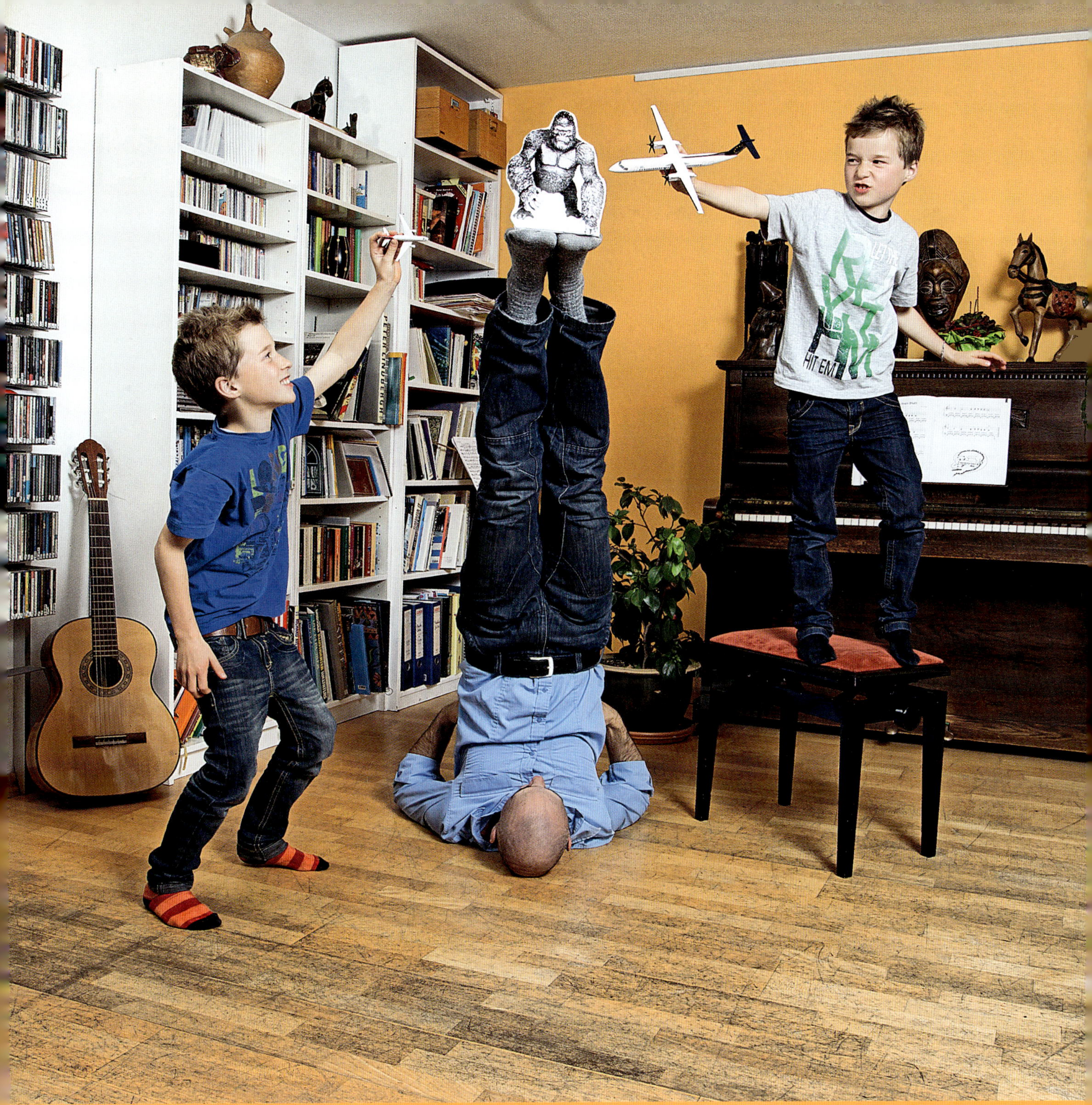
HIT EM

Fisch
Matsyasana

Wie alle Rückbeugen gibt der Fisch uns die Möglichkeit, den Effekten der »Verkrümmung« entgegenzuwirken, zu der wir bei den Tätigkeiten des täglichen Lebens neigen. Die Hauptkomponenten des modernen Arbeitslebens (und oft auch des Privatlebens) – Schreibtischarbeit, Auto fahren, lesen, sitzen – haben einen konstant nach vorne gerichteten Fokus, wodurch wir mehr und mehr eine fötusähnliche Haltung einnehmen. Dies übt Druck auf unsere Lungen, die abdominalen Organe und die Wirbelsäule aus und verursacht ein Gefühl von Stress, Beklemmung und Einengung.

Rückbeugen wirken dieser Tendenz entgegen. Sie erlauben dem Brustkorb, sich zu heben und zu weiten und geben den Lungen mehr Raum, ja sie unterstützen sogar die Einatmung und lassen uns so unseren Körper als leichter und freier empfinden.

Wie alle Asanas ist Matsyasana nicht nur ein angenehmes Strecken des Körpers, sondern auch eine Verbindung zwischen dem rein Physischen und den subtileren Ebenen unserer Person (dem Spirituellen). Das körperlich Befreiende des Fisches erweitert auch unser Bewusstsein. So können wir unser eigener Seelenmechaniker sein. Das Fine-Tuning unseres Gemüts liegt in unseren Händen. Wir lernen, die Motorengeräusche zu deuten. Gab es eine Fehlzündung? Quietscht der Keilriemen? Kommt das Gefühl in unserer Brust von etwas, das wir gegessen haben, oder von etwas, das jemand gesagt hat?

Führen wir die Asana feinfühlig aus, so kann sie uns ein erhebendes Gefühl verschaffen, ungeachtet der oft aufreibenden Kräfte des Lebens. Wir können in Körper und Empfinden hineinhören und wissen, was zu tun ist, um eine Panne zu verhindern und unseren »Soulwagen« schnurren zu lassen wie ein Kätzchen.

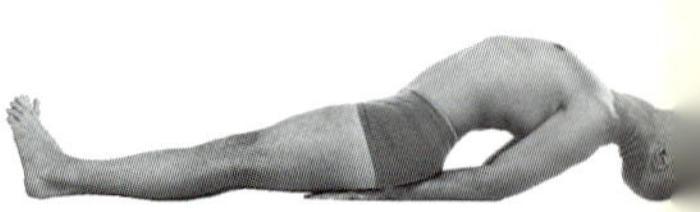

Ellenbogen und Schultern nahe zueinander platzieren

Brust nach oben wölben

Nacken setzt die Kurve des Rückens fort

Fersen von den Sitzknochen wegschieben, so den unteren Rücken verlängern

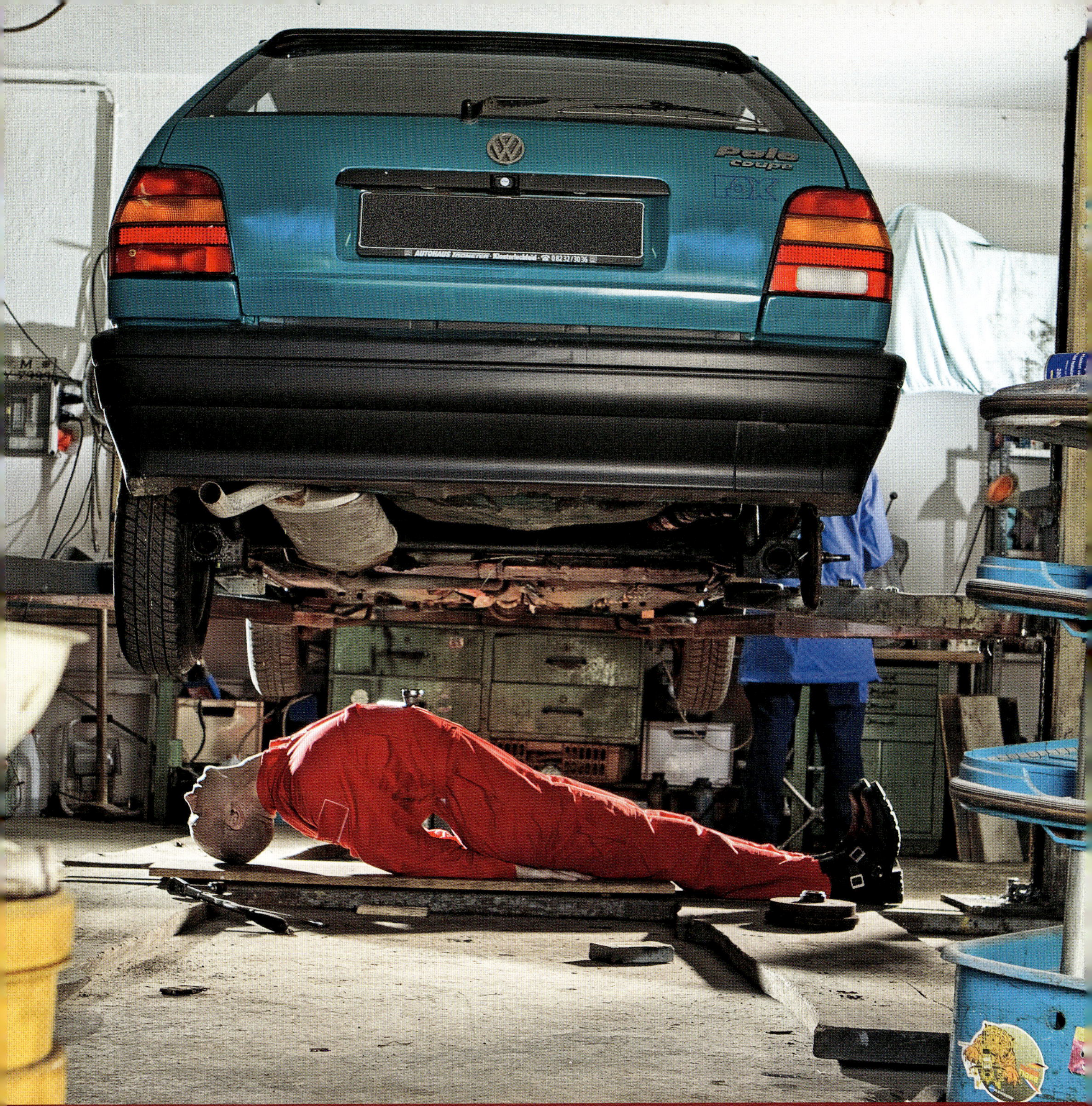
Polo
coupe

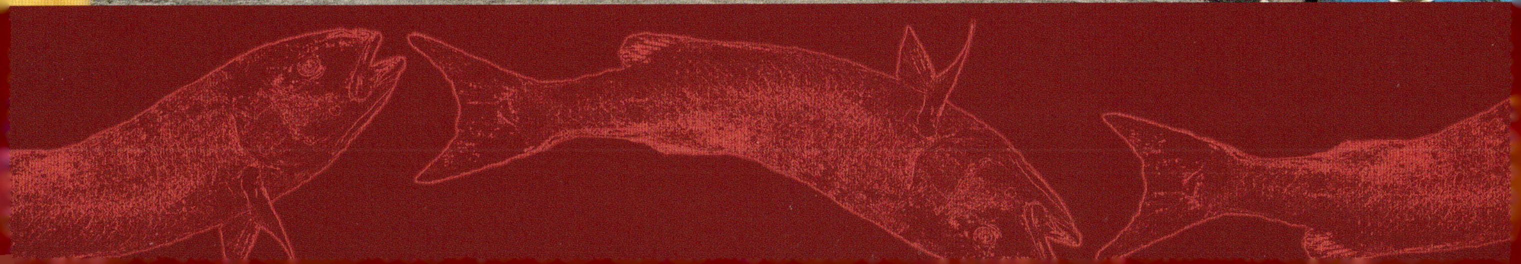

Lotus
Padmasana

»Zu Boden gehen« kommt einer Erdung gleich. In der westlichen Welt sitzen wir jedoch fast immer hoch über dem Boden auf Stühlen und alles andere könnte als unpassend wahrgenommen werden und sogar schmerzhaft sein.

Zuallererst sollte die Sitzposition angenehm sein. Dies ist für die meisten Menschen im Lotus selten der Fall, weswegen man zunächst am besten in einem einfachen »Schneidersitz« beginnt. Ein Polster unter den Sitzknochen kann helfen, das Becken zu heben und nach vorne zu kippen und mit dem Zug der Schwerkraft auszurichten. Dies wiederum unterstützt die Wirbelsäule und den Atem und fördert so ein entspanntes Empfinden in Körper und Geist.

Das Foto rechts soll selbstverständlich nicht zum Rauchen als Teil der Yogapraxis animieren. Dennoch demonstriert es eine der wenigen meditativen Atemgewohnheiten der westlichen Welt. Wenngleich Rauch zu inhalieren erwiesenermaßen ungesund ist, ist es doch für viele Menschen ein Ritual des Zur-Ruhe-Kommens und des tiefen, gleichmäßigen Atmens. Lassen Sie die Zigarette weg und Sie befinden sich am Beginn von Pranayama (bewusste Atemübungen).

Die Praxis des Stillsitzens und tiefen, gleichmäßigen Atmens öffnet uns die Tür zur Meditation. Im modernen Leben haben wir oft das Gefühl, überrollt zu werden, nicht genug Zeit zu haben und gerade so durch den Tag zu kommen. Dies sind alles Zeichen dafür, dass wir mehr Erdung benötigen, mehr »Entschleunigung« und Bewusstsein für unser Innenleben. Auf dem Boden zu sitzen, die Augen zu schließen und den eigenen Atem zu genießen ist ein erster Schritt in diese Richtung.

Torso lang und entspannt
Ohren über Schultern und Hüften

Schulterblätter flach auf dem Rücken

Beine entspannt, Außenkanten des Vorfußes erden

Becken über Sitzknochen platzieren

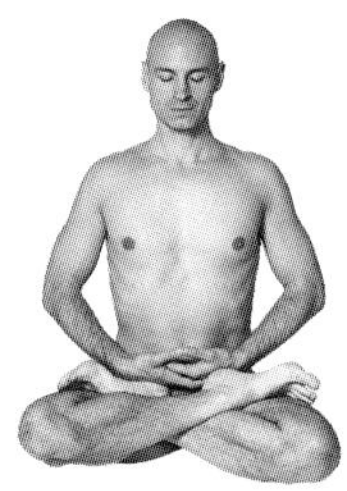

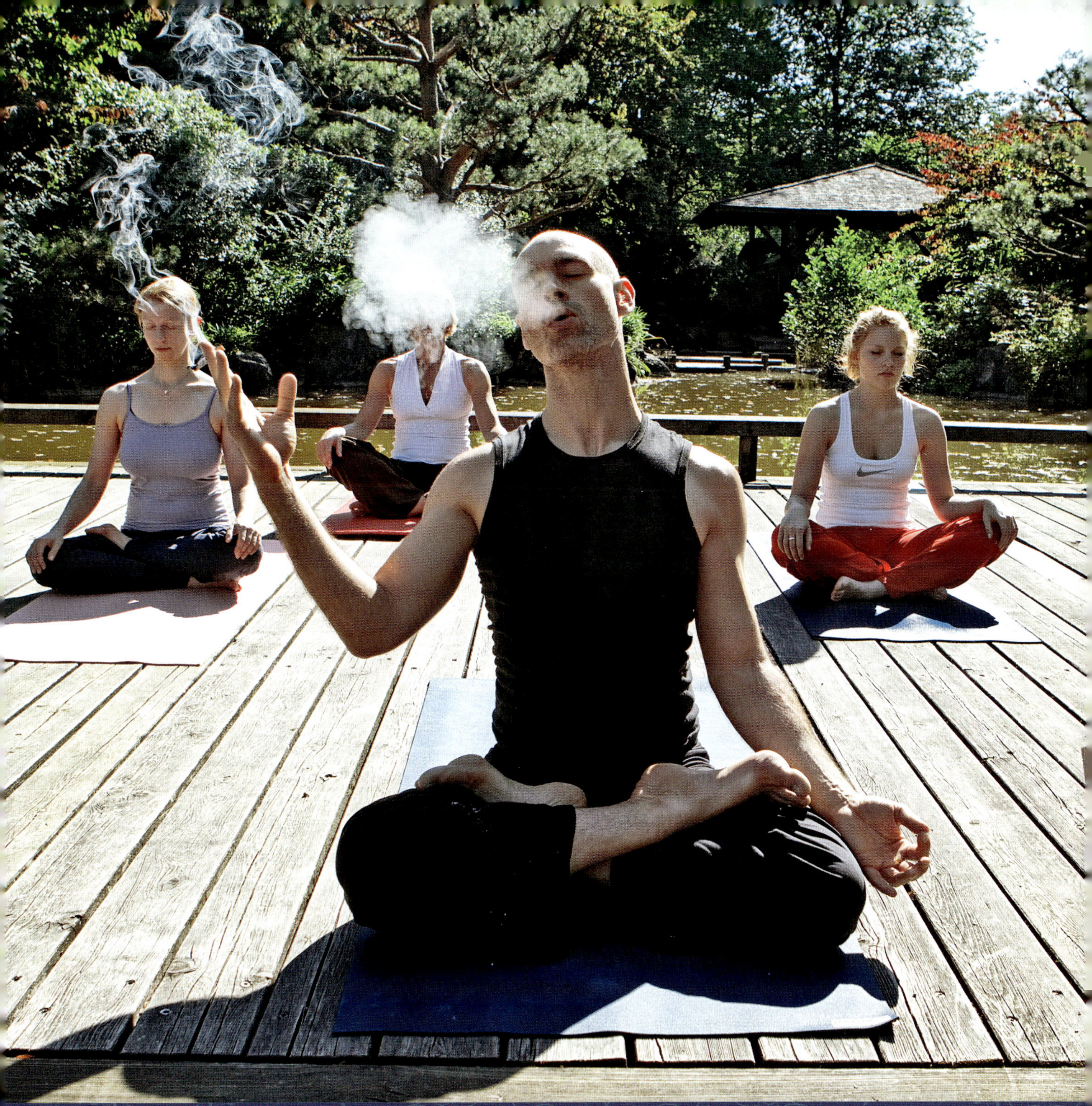

Totenstellung
Savasana

Die sogenannte Totenstellung ist ironischerweise eine sehr lebendige Asana, vielleicht sogar lebendiger als unser von Aktivität geprägter Alltag. Wenn wir uns nach einer Yogapraxis hinlegen und mit unserem Atem fließen, sind wir besonders aufnahmefähig. Wir gleiten in einen Zustand zwischen Wachsein und Schlaf, unser Geist wird empfänglicher. Diese Übergangsphase dient dazu, die Aktivitäten der Asanapraxis Früchte tragen, sich in unseren Körper einfügen und Teil unseres inneren Systems werden zu lassen. Wir befinden uns in entspannter Aufmerksamkeit und der freie Fluss des Atems verbindet uns mit unserer Innenwelt.

So wie unser eigener Schatten unweigerlich unserer Bewegung folgt und nicht von ihr gelöst und an einen anderen Ort versetzt werden kann, so nimmt auch der Atem den Geist mit sich und umgibt ihn mit seiner belebenden Wirkung. Der Atem ist die vermittelnde Kraft zwischen Körper und Geist. Diese beiden Dimensionen können nur durch rationales Denken getrennt werden. Der Körper jedoch weiß von Natur aus, dass die beiden ein einziger Organismus sind und nicht ohne einander existieren können. Der Körper bildet schlicht eine stabilere Manifestation des Geistes, der Geist eine konzentriertere Manifestation des Bewusstseins, Bewusstsein ist eine individuelle Version universeller, göttlicher Energie und »it's all energy, man« – fragen Sie nur mal einen Physiker.

Savasana bietet die Möglichkeit, all diese »Schichten« der Existenz miteinander zu verschmelzen und unserem Selbstempfinden mehr Einheit zu verleihen. Uns der Tätigkeit unseres Geistes bewusst zu sein, befreit uns von seinen Automatismen und lässt uns erkennen, dass wir mehr als nur »Denkmaschinen« sind. Es hilft uns zu entspannen und die Dinge anzunehmen.

In seiner Essenz schärft Yoga in allen Lebenslagen das Bewusstsein für unser wahres Selbst. Dafür benötigen wir keine Matte – vielmehr brauchen wir die Ablenkungen des realen Lebens sogar. Vielleicht nicht gerade mitten in Savasana, aber mit Sicherheit an anderer Stelle. »Real Life Yoga«. Die erkenntnisreichen, erhellenden Prozesse des Yoga passieren in der Ruhe wie im Chaos, im Schlaf wie im Wachsein, in Meditation wie bei der Arbeit. Sie entwickeln sich vor allem dann, wenn wir unser Herz öffnen und unsere Gedanken und Handlungen auf die Erfüllung unseres Daseins richten. So erwachen wir täglich neu zu überwältigend schöner, unspektakulär einfacher Erleuchtung.

Körper ist vollkommen entspannt.

Handflächen zeigen nach oben, Schulterblätter flach auf dem Boden

Wirbelsäule behält ihre natürlich S-Kurve

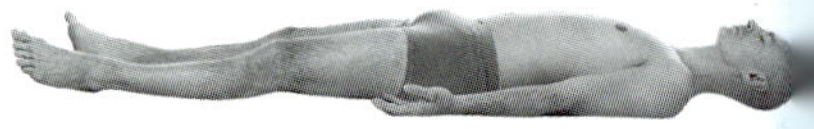

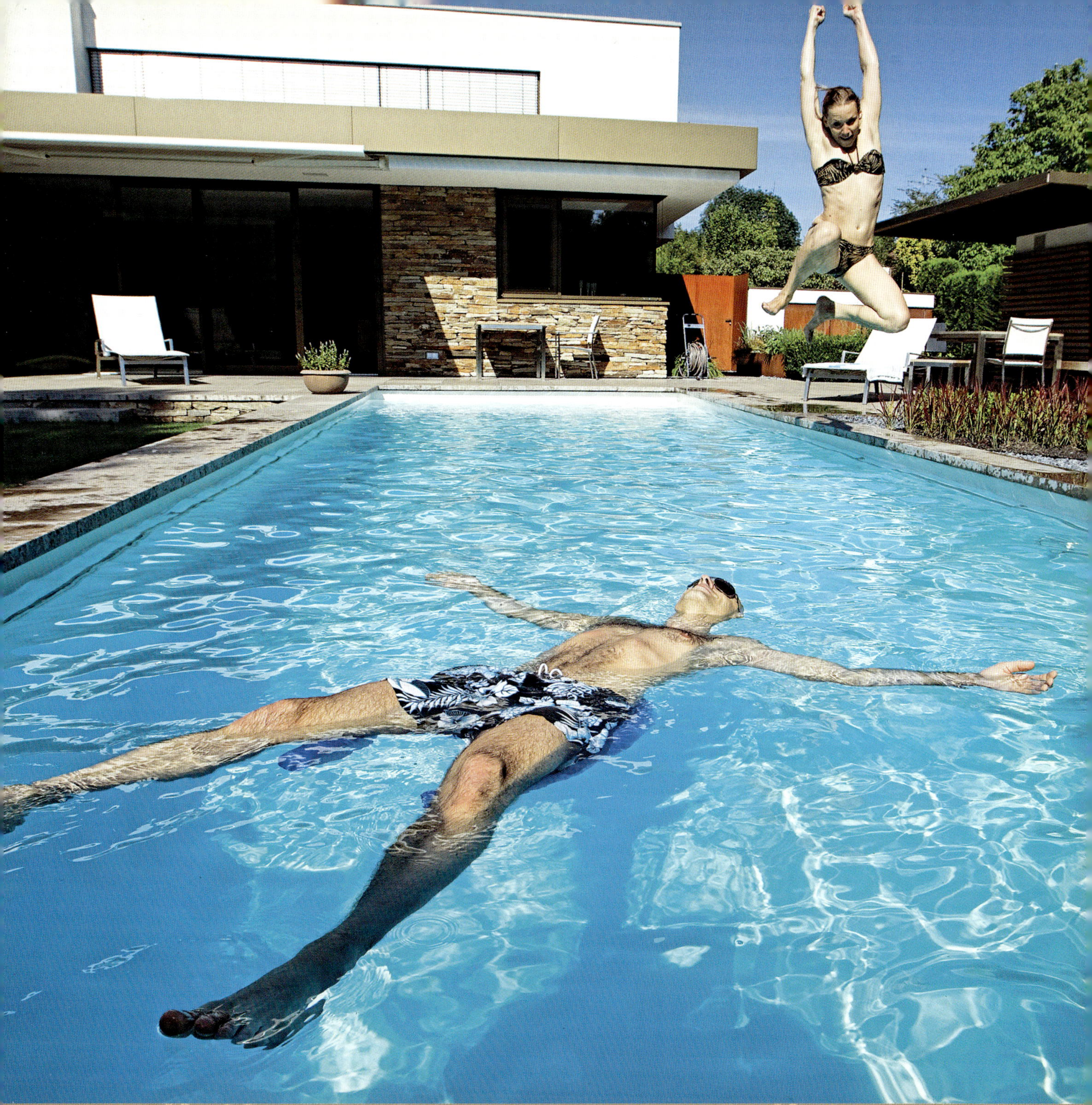

Autor

Geboren in Upstate New York wuchs Jack Waldas mit Tanz, Theater und Pferden auf. Er besuchte eine High School mit dem Schwerpunkt Darstellende Künste. Seiner Ausbildung in klassischem Ballet und Modern Dance an der Ballet School New York und an der Martha Graham School of Contemporary Dance folgten die ersten Engagements, unter anderem beim New York Theatre Ballet.

Im Jahr 1993 kam Jack Waldas nach Europa und arbeitete an staatlichen Bühnen in Deutschland und Österreich. Er tanzte in zahlreichen Kompanien, unter anderem bei Phillip Talard in Mannheim, Jochen Heckmann in Augsburg und Jochen Ulrich in Innsbruck und Linz.

Bereits während seiner Tanzausbildung begann er, Yoga zu praktizieren. Es diente ihm zur Aufwärmung vor dem täglichen Training und den Proben und als mentale Praxis, um Geist und Energie auf kommende Aufgaben zu richten. Diese Erfahrungen bildeten die Grundlage für »Yoga-Dance«, eine spielerische Fusion meditativer Geisteshaltung und raumgreifender Bewegung. Außerdem studierte er yogische Philosophie und Meditation in der Tradition des Siddha Yoga unter Leitung von Swami Chidvilasananda.

Während der Rekonvaleszenz nach einer schweren Verletzung studierte Jack Waldas Illustrations-Design an der FH Münster. Nach Ende seiner aktiven Tänzerkarriere spürte er den Wunsch, sein Wissen und Verständnis von Yoga zu vertiefen und zu lehren. Er absolvierte die Ausbildung zum Yogalehrer bei Air Yoga in München und bildete sich außerdem ständig weiter auf den Gebieten Yoga-Therapie, Spiraldynamik®, Prana Vinyasa Flow® und Anusara®. Dabei arbeitete er mit Lehrern wie Doug Keller, Christine May, Twee Merrigan, Barbra Noh, Simon Park, Ross Rayburn und Shiva Rea.

Jack Waldas lebt und arbeitet in München. Er unterrichtet Ballett und Yoga, gibt Workshops in »Yoga-Dance« und widmet sich außerdem kreativen Projekten wie diesem. Ansonsten findet man ihn bei der Lektüre über Körper und Dasein des Menschen, beim Sprung in einen sommerlichen See mit seiner Freundin oder beim Versuch, im Publikum einer Tanzvorstellung still zu sitzen.

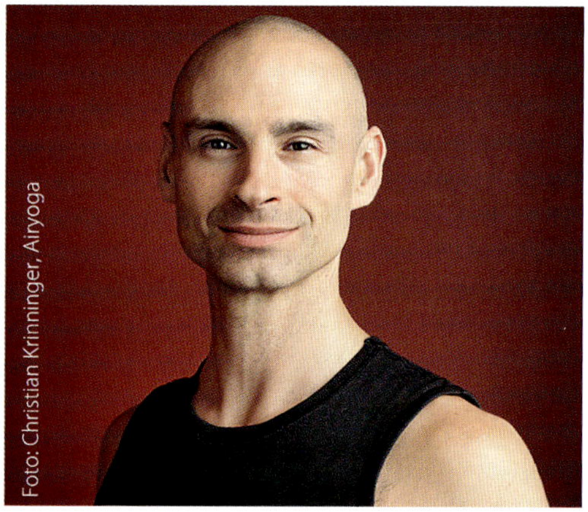

Foto: Christian Krinninger, Airyoga

▸▸ www.jackwaldas.de

Fotograf

Aufgewachsen in einem kleinen Winzerort an der schönen Mosel war es bereits als Kind Eugen Gebhardts Traum, eines Tages Ski fahren zu lernen. Nach Abschluss des Abiturs und einer einjährigen Reise durch Afrika wurde Eugen Gebhardt in Mittenwald zum Wehrdienst eingezogen. Hier erlernte er das ersehnte Skifahren. Während des anschließenden Studiums in München absolvierte er die Prüfung zum staatlich geprüften Skilehrer. Durch das Buchprojekt *Trickskifahren für Anfänger und Fortgeschrittene*, für das er als Fotograf und als Mitautor tätig war, öffnete sich der Zugang zur Fotografie. Innerhalb weniger Jahre erarbeitete sich Eugen Gebhardt in München einen Ruf als Ski-Action-Fotograf. Der Durchbruch gelang ihm, als er mehr als zehn Jahre das »Marlboro-Abenteuer« in den USA fotografisch begleitete.

Eugen Gebhardt lebt heute in München. Lebensmittelpunkt ist die Familie mit den sportlichen Zwillingsbuben. In der Freizeit findet man den Fotografen auf dem Mountainbike, auf Skiern oder beim Eishockeyspiel – immer mit den Buben selbstverständlich. Oft auch auf seinem Motorrad, welches ihn bis in die Sahara brachte. Wüsten sind seine erklärten Wunschziele. Das Erlebnis der Stille einer Wüstennacht ist für ihn unübertroffen. Einen Traum möchte Eugen Gebhardt in den nächsten Jahren verwirklichen – mit dem Motorrad von Argentinien über die Anden nach Chile und zurück.

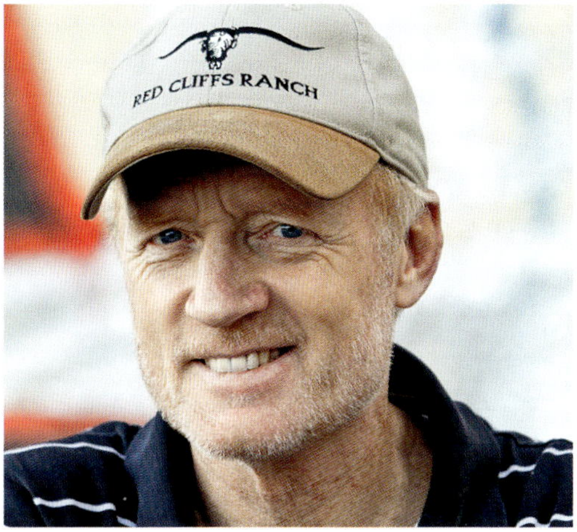

▸▸ www.gebhardtphoto.de

Dank

Mein Dank gilt folgenden Personen für ihre Unterstützung, im Großen und im Kleinen, die sie mir während der drei Jahre Arbeit an diesem Projekt zuteilwerden ließen:

Johanna, Magdalena und Verena Arbes, Bonifatius Ametsbichler, Julia Berger, Matthias Bründl, Sohrab Engeneer, Ronja Forster, Sonja und Sylvia Göttling, Eugen, Luis und Magnus Gebhardt, Peter Haas, Anton, Christina und Julia Haußmann, Thomas Huber, Doris Iding, Miriam Krohne und ihrer »Golfinette«, Peter Kirchlechner, Timo Ligl, Leonie Mellinghoff, Stefan Meyer, Adrian Bela Raba, Marion und Wolfgang Schwärzer, Christa Waltenberg, Christopher, Karoline und Paulina Zufelde.

Einen besonderen Dank möchte ich an meine Übersetzerin (und rein zufällig auch meine Verlobte) Julia Haußmann aussprechen. Sie hat sehr liebevoll Klarheit in das Buch gebracht. Zum Verlieben ist sie allemal.

Locations

Kunstpark Ost, München
Marienplatz, München
Green Light Studio im Botanikum, München
Cafe Paulo, München
SV Waldeck, München
Kunsthalle der Hypo-Kulturstiftung, München
Grundschule am Schubinweg, München-Lochhausen
Studio Newhouse, Botanicum, München
Münchener Stadtbibliothek, Juristische Bibliothek
Westpark, München
Englischer Garten, München
Mojito Bar, München